全国高等学校教材
供医学物理、医学影像技术专业用
项目编号：2016YFC0105206

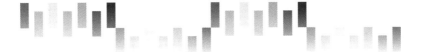

放射治疗剂量学

主　审　戴建荣

主　编　高玉艳　邱　杰

副 主 编　赵艳芝　王鹏程　翟福山

编　委　（按姓氏汉语拼音排序）

高玉艳（首都医科大学附属北京潞河医院）

黄永杰（首都医科大学附属北京友谊医院）

黎　妲（山西医科大学第一医院）

邱　杰（北京协和医院）

邱晓光（首都医科大学附属北京天坛医院）

石鑫珏（首都医科大学附属北京潞河医院）

宋睿宁（山西省人民医院）

孙海涛（北京大学第三医院）

王鹏程（山东第一医科大学）

吴　昊（北京大学肿瘤医院）

杨　波（北京协和医院）

于　浪（北京协和医院）

于广浩（牡丹江医学院）

云惟康（哈尔滨医科大学附属肿瘤医院）

翟福山（河北医科大学第三医院）

赵艳芝（首都医科大学燕京医学院）

钟思瑶（首都医科大学附属北京潞河医院）

编写秘书　孙　斌（首都医科大学附属北京潞河医院）

人民卫生出版社
·北　京·

图书在版编目（CIP）数据

放射治疗剂量学 / 高玉艳，邱杰主编 . —北京：
人民卫生出版社，2022.4
ISBN 978-7-117-32935-4

Ⅰ. ①放… Ⅱ. ①高…②邱… Ⅲ. ①辐射剂量学
Ⅳ. ①R144.1

中国版本图书馆 CIP 数据核字（2022）第 043144 号

人卫智网	www.ipmph.com	医学教育、学术、考试、健康，购书智慧智能综合服务平台
人卫官网	www.pmph.com	人卫官方资讯发布平台

放射治疗剂量学

Fangshe Zhiliao Jiliangxue

主　　编：高玉艳　邱　杰
出版发行：人民卫生出版社（中继线 010-59780011）
地　　址：北京市朝阳区潘家园南里 19 号
邮　　编：100021
E - mail：pmph @ pmph.com
购书热线：010-59787592　010-59787584　010-65264830
印　　刷：三河市君旺印务有限公司
经　　销：新华书店
开　　本：787×1092　1/16　　印张：13
字　　数：316 千字
版　　次：2022 年 4 月第 1 版
印　　次：2022 年 4 月第 1 次印刷
标准书号：ISBN 978-7-117-32935-4
定　　价：60.00 元

打击盗版举报电话：010-59787491　E-mail：WQ @ pmph.com
质量问题联系电话：010-59787234　E-mail：zhiliang @ pmph.com
数字融合服务电话：4001118166　E-mail：zengzhi @ pmph.com

序　言

在过去四十余年的时间里,放疗技术发展迅速,先后出现了立体定向放射治疗、调强适形放疗和图像引导等先进的放疗技术,这些技术已经成熟,并已成为当今时代放射治疗的主流技术,为提高肿瘤患者的治疗效果和生存质量发挥着巨大作用。但这些技术的根本原理均是源于肿瘤放射物理的知识理论,并成为肿瘤放射物理的新内容。

为了用好这些先进的放疗技术,放疗从业人员,包括医师、物理师和治疗师在大学教育阶段就应系统学习肿瘤放射物理学课程。《放射治疗剂量学》特为本科教学撰写,涵盖肿瘤放射物理学的主要内容,不仅包括电离辐射和物质相互作用原理、辐射剂量学、放射生物学等基础知识,还包括与临床开展的主流放疗技术计划设计原理、质控、防护等实践中的重要方法和原理。本教材对肿瘤放射物理各知识点的整理进行提炼,力求语言精练、通俗易懂,有利于学生们学习和掌握。

放疗专业的工作不是简单的遵循规范、法规进行"照葫芦画瓢",而是要做到"知其然,知其所以然",这样才能避免临床工作中发生错误,保证对精准度要求越来越高的放疗技术能安全、有效开展。因此,特向培养放疗相关专业学生的高校推荐这本教材,由于这是本教材的第一版,需要进一步完善,希望国内外同仁继续参与其中,使我国放疗相关专业学生的教学更加系统化,以培养出更适合临床需求的专业人员。

戴建荣

2021.11　北京

前　言

　　恶性肿瘤是影响人类生命健康的主要疾病,放射治疗是肿瘤治疗的主要手段。近四十年来,放射治疗技术不断推陈出新和发展给临床放疗从业人员带来很大的挑战,从事放射治疗的工作人员不仅需要掌握临床医学知识,更需要掌握放射物理学、放射生物学的知识。培养有扎实知识功底的放疗人员是临床的迫切需求,但这需要放疗专业人才培养体系的完善和教学工作的持久推进来完成。我们有幸承担了首都医科大学本科放射治疗剂量学的教学工作。放射治疗剂量学是临床放射治疗的基础学科之一,属于肿瘤放射物理学的范畴,内容抽象,学生掌握其难度较大,目前国内外尚无成熟的教材做参考。应该怎样把这门课给学生讲明白,应该讲哪些知识点,讲到什么程度,知识点间的逻辑顺序是什么等问题是在本教材编写前需要弄清楚的。本书作者前期查阅国内外专著、资料,翻阅本专业相关的教科书,经过多次调研、分析和商讨,最终梳理出教材基础理论与临床的主要知识脉络,编写团队进一步完善形成了包括放射物理学基础、放射治疗设备、X(γ)射线剂量学、X(γ)射线计划设计与评估、电子束照射剂量学、重带电粒子剂量学、近距离放射治疗剂量学、电离辐射与测量、放射生物学基础、放射治疗质量控制和质量保证、辐射防护与安全等11个知识板块的内容。编写过程中,尤其注重知识的系统性、知识点间的逻辑性,力求知识提炼准确、语言简洁易懂,为本科学生学习和掌握肿瘤放射物理知识提供帮助。同时,为了便于教学的开展,本教材各章配备了图文并茂的教学PPT。

　　在此,感谢各位编委们的辛勤付出和所在单位的鼎力支持。本教材在内容、结构设计初期及内容编写过程中,得到美国华人首席物理师杨军教授的帮助和建议,在此表示感谢;感谢宋一昕教授对本书的贡献;同时感谢首都医科大学燕京医学院、首都医科大学附属北京潞河医院领导对本教材出版的支持;本教材同时得到"十三五"课题:临床治疗与质量控制流程研究的支持(项目编号:2016YFC0105206)。因本书为第一版,尚存在不足之处,所以非常欢迎业内老师给出更好的完善建议,以便更好地服务于教学。

高玉艳　邱　杰

2021.11　北京

目 录

第一章　放射物理学基础　/　1

　　第一节　原子物理学基础　/　1
　　　　一、原子的基本结构　/　1
　　　　二、原子的质量　/　2
　　　　三、电子密度与有效原子序数　/　2
　　　　四、原子与原子核能级　/　4

　　第二节　放射性　/　5
　　　　一、原子核的稳定性　/　5
　　　　二、放射性衰变　/　7
　　　　三、放射性的度量　/　8
　　　　四、放射性核素的来源　/　9

　　第三节　电离辐射与物质的相互作用　/　10
　　　　一、电离辐射　/　10
　　　　二、带电粒子与物质的相互作用　/　10
　　　　三、X(γ)射线与物质的相互作用　/　14
　　　　四、中子与物质的相互作用　/　20

第二章　放射治疗设备　/　21

　　第一节　医用直线加速器　/　21
　　　　一、常规医用直线加速器　/　21
　　　　二、螺旋断层放射治疗设备　/　26
　　　　三、基于机械臂放射治疗设备　/　27
　　　　四、术中放射治疗设备　/　28

　　第二节　装有放射源的治疗设备　/　29
　　　　一、钴-60治疗机　/　29
　　　　二、伽马刀　/　30
　　　　三、后装治疗机　/　31

第三节　质子重离子加速器 / 33

　　一、基本原理 / 33

　　二、基本结构 / 33

　　三、临床特点 / 36

第三章　X(γ)射线剂量学 / 37

第一节　模体 / 37

第二节　射野剂量学有关概念和定义 / 38

第三节　射野中心轴的剂量分布 / 39

　　一、百分深度剂量 / 40

　　二、散射因子 / 42

　　三、组织空气比 / 43

　　四、组织最大比 / 43

　　五、剂量计算的临床应用 / 45

第四节　等剂量分布及剂量修正 / 46

　　一、等剂量分布 / 46

　　二、楔形照射野 / 48

　　三、人体曲面和组织不均匀性修正 / 50

　　四、组织补偿和射野挡铅 / 52

第五节　小野剂量学 / 53

第六节　计划系统的数据采集 / 54

　　一、需要采集的数据 / 54

　　二、射束数据的处理 / 55

第四章　X(γ)射线计划设计与评估 / 57

第一节　治疗计划设计原理 / 57

　　一、临床剂量学原则 / 57

　　二、放射源的合理选择 / 57

　　三、外照射靶区和危及器官 / 59

　　四、外照射技术的分类 / 60

第二节　患者图像获取 / 61

　　一、体位固定 / 61

　　二、图像获取 / 61

第三节　外照射计划设计 / 63

一、X（γ）射线射野设计原理 / 63

二、三维适形计划设计 / 65

三、调强放射治疗计划设计 / 67

四、立体定向放射治疗 / 70

第四节　确认治疗计划 / 73

一、治疗计划评估与审核 / 74

二、治疗计划验证 / 76

第五章　电子束照射剂量学 / 78

第一节　治疗电子束的产生 / 78

一、电子束的产生 / 78

二、电子束展宽的方法 / 78

第二节　电子束射野剂量学 / 80

一、中心轴百分深度剂量曲线 / 80

二、影响电子束百分深度剂量的因素 / 81

三、电子束的等剂量线分布 / 84

四、电子束射野均匀性及半影 / 84

五、电子束的"虚源"及有效源皮距 / 85

六、电子束的输出因子 / 86

第三节　电子束治疗计划设计 / 88

一、电子束处方剂量参考点 / 88

二、能量和照射野的选择 / 89

三、射野形状及挡铅技术 / 89

四、电子束的补偿技术 / 89

五、电子束的射野衔接技术 / 90

第四节　电子束的特殊照射技术 / 92

一、电子束全身照射技术 / 92

二、电子束术中照射技术 / 94

第六章　重带电粒子剂量学 / 96

第一节　质子重离子射线物理和生物特性 / 96

一、质子重离子射线物理特性 / 96

二、质子重离子射线的生物效应 / 98

第二节 质子重离子束治疗计划设计 / 100

一、质子重离子束临床应用适应证 / 100

二、照射模式 / 100

三、照射技术 / 101

第三节 临床应用 / 101

一、常见肿瘤的计划设计方法 / 101

二、质子重离子治疗质量保证和质量控制 / 103

第七章 近距离放射治疗剂量学 / 105

第一节 近距离放射治疗 / 105

一、近距离放射治疗所采用的放射源 / 105

二、放射源的强度 / 106

三、放射源周围剂量的分布 / 107

第二节 近距离治疗的分类 / 108

一、按剂量率分类 / 108

二、按治疗类型分类 / 109

三、按载源方式分类 / 109

四、按放射源类别分类 / 109

第三节 妇科腔内近距离治疗剂量学 / 109

一、经典妇科腔内剂量学系统 / 110

二、妇科腔内后装临床应用 / 110

三、施源器的选择 / 111

四、靶区定义 / 113

五、剂量分布优化 / 113

六、处方剂量报告 / 114

第四节 组织间插植剂量学 / 115

一、经典组织间插植剂量学系统 / 115

二、组织间插植技术在前列腺癌中的应用 / 115

第八章 电离辐射与测量 / 118

第一节 辐射量及单位 / 119

一、照射量与带电粒子平衡 / 119

二、吸收剂量 / 119

三、照射量与吸收剂量的关系 / 120

四、比释动能　/　121

五、比释动能与吸收剂量的关系　/　122

第二节　辐射测量工具　/　123

一、气体探测器　/　123

二、固体探测器　/　127

三、巡检仪和个人剂量报警仪　/　130

四、绝对剂量计　/　130

第三节　医用加速器射束的校准　/　131

一、基于空气比释动能的剂量校准　/　131

二、基于水吸收剂量的剂量校准　/　133

三、N_k、$N_{D,air}$ 与 $N_{D,w}$ 之间的差异　/　134

第四节　医用加速器剂量测量　/　135

一、加速器数据采集　/　135

二、光子束的剂量测量　/　137

三、电子束的剂量测量　/　140

第九章　放射生物学基础　/　142

第一节　电离辐射对生物的作用　/　142

一、电离辐射损伤　/　142

二、电离辐射的直接作用和间接作用　/　142

三、细胞周期时相与细胞敏感性　/　143

第二节　分次放射治疗的生物学基础　/　144

一、细胞存活理论　/　144

二、细胞放射损伤的修复　/　147

三、再群体化　/　149

四、周期内细胞的再分布　/　150

五、乏氧细胞的再氧合　/　150

第三节　正常组织的放射反应　/　151

一、正常组织耐受剂量的评价标准　/　151

二、正常组织的体积效应　/　152

三、正常组织并发症概率的数学模型　/　153

四、正常组织的放射损伤　/　153

第四节　肿瘤控制率　/　155

一、治疗增益比和治疗比　/　155

　　　　二、肿瘤控制率及其影响因素　/　156

　　　　三、无并发症肿瘤控制概率与最佳剂量　/　157

第十章　放射治疗质量控制和质量保证　/　159

　　第一节　CT 模拟定位机质控　/　159

　　　　一、机械性能参数　/　159

　　　　二、图像质量评估　/　160

　　　　三、CT 剂量指数　/　162

　　第二节　治疗设备质控　/　163

　　　　一、直线加速器质控　/　163

　　　　二、后装治疗机质控　/　167

　　第三节　治疗计划系统质控　/　167

　　第四节　图像引导系统　/　168

　　　　一、射线引导成像装置　/　168

　　　　二、非射线引导成像装置　/　169

　　　　三、常用图像引导系统的质量控制　/　170

　　第五节　呼吸运动管理　/　171

　　第六节　质控干预　/　171

　　第七节　放射治疗流程质控　/　172

　　　　一、模拟定位的质控　/　172

　　　　二、靶区勾画的质控　/　172

　　　　三、计划设计的质控　/　172

　　　　四、治疗实施的质控　/　173

　　第八节　医疗安全相关质控　/　173

　　　　一、患者安全与质量改善　/　173

　　　　二、工作人员的安全　/　174

　　　　三、网络数据库安全　/　174

第十一章　辐射防护与安全　/　175

　　第一节　辐射效应及辐射危险性　/　175

　　　　一、辐射来源　/　175

　　　　二、辐射效应　/　175

　　　　三、辐射危险性　/　176

第二节　辐射防护的目的和原则 / 178
　　一、辐射防护的目的 / 178
　　二、辐射防护的基本原则 / 178
　　三、辐射防护常用辐射量和单位 / 179

第三节　临床常用射线的防护方法 / 180
　　一、X（γ）射线的防护 / 180
　　二、α 射线的防护 / 180
　　三、β 射线的防护 / 181
　　四、中子射线的防护 / 181

第四节　加速器机房防护与安全 / 181
　　一、外照射防护基本方法 / 181
　　二、工作场所的划分 / 182
　　三、加速器机房防护设计 / 183

第五节　近距离放射治疗防护与安全 / 190
　　一、密封源的防护 / 190
　　二、后装机房防护设计 / 191

参考文献 / 193

扫描以下二维码，获取免费数字资源

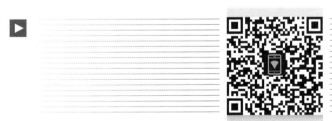

第一章

放射物理学基础

本章从原子与原子核的基本结构及基本特性出发,介绍原子质量、电子密度、有效原子序数及能级;基于原子层面介绍什么是放射性,放射性衰变及其计算方法;重点讲解电离辐射与物质的相互作用,包括带电粒子、光子、中子与物质的相互作用。本章内容有助于理解不同的放射线应用于临床治疗时的作用原理,从放射物理学层面上理解放射治疗的作用机制,为剂量学的学习奠定基础。

第一节　原子物理学基础

一、原子的基本结构

(一)原子与原子核结构

原子是组成物质的具有独特物理与化学性质的最小单元,其直径是 10^{-10}m 量级。原子由带正电荷的原子核及围绕原子核运动的带负电荷的核外电子组成(图 1-1)。电子在原子核外的排列受量子力学及泡利不相容原理的约束,其实际状态非常复杂,由主量子数、轨道量子数、方向量子数与自旋量子数决定,且不存在两个完全处于同一状态的电子。使用特定壳层的方式来简化电子的排列,主量子数相同的电子处在同一壳层。最内层电子壳层为 K 层,之后依次为 L、M、N、O……层。

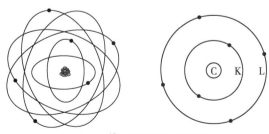

图 1-1　^{12}C 原子结构示意图

原子核的直径为 10^{-14}m 量级,约为原子大小的万分之一,原子核由带正电荷的质子及呈电中性的中子组成。

（二）原子的基本特性

原子是呈电中性的，其质子数与核外电子数相等。具有相同质子数的原子称为元素，同种元素具有相同的化学性质，已知的元素共 118 种，其中 92 种是天然存在的。具有确定的质子数及中子数的原子称为核素，原子核用 $^A_Z X$ 表示，Z 代表原子核的质子数，A 代表核子数，中子数 $N=A-Z$。质子数 Z 相同，中子数 N 不同的核素互为同位素，如 ^{1}H、^{2}H、^{3}H；核子数 A 相同，质子数 Z 不同的核素互为同质异位素，如 ^{32}P、^{32}S；核子数 A 与质子数 Z 都相同，但原子核处于不同能态的核素互为同质异能素，如 ^{99}Tc、^{99m}Tc；中子数相同的核素为同中子异核素，如 ^{3}H、^{4}He。

二、原子的质量

（一）相对原子质量

原子质量单位通常用符号 u 来表示，$1u=1.660\,565\,5 \times 10^{-27}$kg，为一个 ^{12}C 原子质量的 1/12。质子、中子、电子的相对原子质量分别为 1.007 27u、1.008 66u、0.000 55u。对于原子来说，单个电子的质量大约是单个质子质量的 1/1 600，几乎可以忽略不计，质子与中子的质量近似相等，因此原子的质量数近似等于原子的核子数 A。每克元素的原子数量 $=N_A/A$，$N_A=6.022\,8 \times 10^{23}$ 为阿伏伽德罗常数。

（二）质量与能量的关系

根据爱因斯坦相对论，质量 m 与能量 E 之间可以相互转换，关系式如下：

$$E=mc^2 \tag{式 1-1}$$

c 为光速，$c=2.997\,924\,58 \times 10^8$m/s。能量的基本单位为焦耳（J），而原子物理中，常用电子伏特（electron volt，eV）来表示能量。1eV 代表一个电子在真空中通过 1V 电位差所获得的动能。$1eV=1.0 \times 10^{-3}$keV$=1.0 \times 10^{-6}$MeV$=1.602\,192 \times 10^{-19}$J。1u 的物质静止状态下可转化成的能量为：$E=1.660\,56 \times 10^{-27} \times (2.997\,924\,58 \times 10^8)^2=1.492\,441\,8 \times 10^{-10}J=931.501\,6$MeV。质子、中子、电子的静止能量分别为 938.279 6MeV、939.573 1MeV、0.511 003 4MeV。

对于运动的物质来说，其总能量等于动能（E_k）加上静止能量，即：

$$E=E_k+m_0c^2 \tag{式 1-2}$$

m_0 为物质的静止质量。

三、电子密度与有效原子序数

电子密度（ρ_e）是指单位体积物质中的电子数。

（一）单质的电子密度

已知每克元素中的原子数量为 N_A/A，单质中每克元素的电子数 N_e 等于质子数 N_z，即：

$$N_e=N_z=N_A(Z/A) \tag{式 1-3}$$

除氢外，其他稳定元素 $Z/A \approx 1/2$，每克电子数都比较接近，约为 3.01×10^{23}。

电子密度 ρ_e 为：

$$\rho_e=N_e\rho=N_A\rho(Z/A) \tag{式 1-4}$$

ρ 为物质的密度。

（二）化合物或混合物的电子密度与有效原子序数

1. **电子密度** 已知化合物或混合物的元素构成，则物质每克电子数 N_e 为：

$$N_e = \omega_1 N_{e1} + \omega_2 N_{e2} + \cdots + \omega_j N_{en} \qquad \text{(式 1-5)}$$

电子密度 ρ_e 为：

$$\rho_e = \rho(\omega_1 N_{e1} + \omega_2 N_{e2} + \cdots + \omega_j N_{en}) = \rho N_e \qquad \text{(式 1-6)}$$

ω_j 为 j 种元素占物质的质量分数，n 为化合物所包含的元素种类数量。

2. 有效原子序数 单质的原子序数即其原子的质子数 Z，化合物或混合物的有效原子序数（$\overline{Z}$）是指假定一种与该化合物或混合物对光子有相同衰减作用的单质的原子序数。化合物与混合物的有效原子序数 $\overline{Z}$ 为：

$$\overline{Z} = (a_1 Z_1^{2.94} + a_2 Z_2^{2.94} + \cdots + a_n Z_n^{2.94})^{1/2.94} \qquad \text{(式 1-7)}$$

$$a_j = N_{ej}/N_e = (\omega_j Z_j/A_j) / \sum_{i=1}^{n} (\omega_i Z_i/A_i) \qquad \text{(式 1-8)}$$

a_j 为化合物中第 j 种元素电子数占总电子数的份额。Z_j 与 A_j 分别为第 j 种元素的原子序数与核子数。

例 1-1：空气中含有 75.5% 的氮，23.2% 的氧和 1.3% 的氩；氮、氧、氩的原子质量分别为 14.007、15.999、39.948，计算空气的有效原子序数。

空气中的每克电子数为：

$$N_{e.\text{氮}} = \frac{6.02 \times 10^{23} \times 7}{14.007} \times 0.755 = 2.27 \times 10^{23}$$

$$N_{e.\text{氧}} = \frac{6.02 \times 10^{23} \times 8}{15.999} \times 0.232 = 0.7 \times 10^{23}$$

$$N_{e.\text{氩}} = \frac{6.02 \times 10^{23} \times 18}{39.94} \times 0.013 = 0.04 \times 10^{23}$$

$$N_{e.\text{空气}} = N_{e.\text{氮}} + N_{e.\text{氧}} + N_{e.\text{氩}} = 3.01 \times 10^{23}$$

$$a_1 = \frac{2.27}{3.01} = 0.754 \; ; a_2 = \frac{0.70}{3.01} = 0.233 \; ; a_3 = \frac{0.04}{3.01} = 0.013$$

空气中的有效原子序数为：

$$\overline{Z}_{\text{空气}} = (0.754 \times 7^{2.94} + 0.233 \times 8^{2.94} + 0.013 \times 18^{2.94})^{1/2.94} = 7.67$$

常见材料电子密度与有效原子序数如表 1-1。

表 1-1 电子密度与有效原子序数表

材料	密度 /(g·cm⁻³)	原子序数（有效原子序数）	每克电子数 / 个
氢	0.000 089 9	1	6.00×10^{23}
碳	2.25	6	3.01×10^{23}
氧	0.001 429	8	3.01×10^{23}
铝	2.7	13	2.90×10^{23}
铅	11.3	82	2.38×10^{23}
脂肪	0.916	5.92	3.48×10^{23}

续表

材料	密度 /(g·cm⁻³)	原子序数(有效原子序数)	每克电子数 / 个
肌肉	1.00	7.42	3.36×10^{23}
水	1.00	7.42	3.34×10^{23}
空气	0.001 293	7.67	3.01×10^{23}
骨	1.85	13.8	3.00×10^{23}

四、原子与原子核能级

(一) 结合能

实验表明,质子、中子、电子结合成原子时存在质量亏损,即:

$$m(A,Z)c^2 < Zm_pc^2 + (A-Z)m_nc^2 + Zm_ec^2 \tag{式 1-9}$$

原子的结合能是指核子与电子结合成原子时产生质量亏损的等效能量,或一个原子拆分成其组成成分所需的能量,用 ΔE 表示:

$$\Delta E = |m(A,Z) - Zm_p - (A-Z)m_n - Zm_e|c^2 \tag{式 1-10}$$

如一个 ^{12}C 原子质量为 12u。而碳原子由 6 个质子,6 个中子及 6 个电子组成,这些组成成分的总质量为 6 × (1.007 27u+1.008 66u+0.000 55u)=12.098 88u,即一个 ^{12}C 原子存在 0.098 88u 的质量亏损。已知 1u 的静止能量为 931.506 1MeV,则一个 ^{12}C 原子的质量亏损相关能量为 0.098 88u × 931.501 6MeV/u=92.106 9MeV。

原子的结合能主要与原子核有关,核外电子的结合能占很小一部分,原子核核外电子保持在某一壳层运动时,其能量状态不会改变。一个电子从原子中完全脱离所需的能量为轨道电子的结合能。

(二) 原子能级

轨道电子的结合能受到原子核库仑力的影响,其大小随壳层的增大而减小,并在原子核外形成不同的能级。不同能级能量的大小等于其势能,无穷远处能级的电子不受原子核库仑力的影响,规定其势能为 0,其他能级势能为负,并随着壳层的增大而增大。且原子序数越大,同一能级的能量越小。由钨原子($Z=74$)与氢原子($Z=1$)的能级(图 1-2)可见同层电子,钨原子的能级能量小于氢原子,即钨原子的同级电子结合能大于氢原子。这是由于钨原子原子核的带电量远大于氢原子,其对核外电子的库仑吸引力更大。

1. **原子的基态与激发态**　原子的基态是指核外电子按照低能级到高能级的顺序填充壳层时处于能量最低、最稳定的状态。原子的激发态是指当某一壳层的电子获得能量从低能级跃迁到高能级而出现空穴时呈现的不稳定状态。

2. **特征 X 射线**　激发态原子的核外电子会自发地从高能级跃迁到低能级使原子回到基态。两能级的能量差以一种特征辐射的形式释放。当释放的能量足够大,达到 X 射线的范围,则称为特征 X 射线。例如,氢原子的电子从离核较远的地方跃迁到 K 层,会以紫外线的形式释放能量;钨原子的 M 层电子跃迁到 K 层时,会释放能量为 69 500-2 810=66 690eV 的特征 X 射线。原子的 K 层出现空穴时产生 K 系特征辐射,L 层出现空穴时产生 L 系特征辐射。

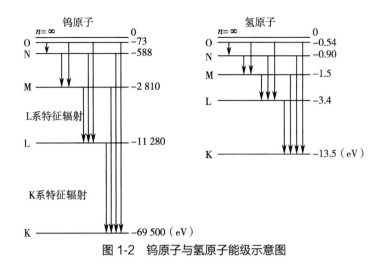

图 1-2 钨原子与氢原子能级示意图

3. 俄歇电子 俄歇电子是指核外电子从高能级跃迁到低能级释放的能量被更外层电子吸收而脱离原子束缚形成的自由电子。俄歇电子的能量等于跃迁的能级差减去该电子的结合能。例如,钨原子的 M 层电子跃迁到 K 层释放的能量,被 N 层电子吸收形成俄歇电子的能量为:66 690–588=66 102eV。

（三）原子核能级

原子核内也存在类似原子的壳层结构与能级,每个壳层只能容纳一定数量的质子与中子。核子填充时,也遵循从低能级到高能级的填充方式,使原子核保持最稳定的状态。获得能量的原子核从基态跃迁到激发态并处于不稳定的状态。激发态的原子核自发地退激回到基态时,会以伽马射线（γ）的形式释放能量。

第二节 放 射 性

一、原子核的稳定性

（一）原子核的比结合能

比结合能是每个核子的平均结合能,即一个原子核的结合能 ΔE 与核子数 A 的比值。大部分的原子核比结合能约为 8MeV,非常轻的元素比结合能非常小,随着质量数 A 的增加迅速增大,到 ^{56}Fe 达到峰值,随后随 A 的增加缓慢减小（图 1-3）。重元素通过裂变反应生成较轻元素时,核子的比结合能增加,即产生更多的质量亏损,这部分质量亏损以能量的形式释放出来。轻元素通过聚变反应生成比结合能增大的较重元素时也会释放能量。

（二）稳定性核素

自然界常见的物质通常由稳定的核素组成。轻核的稳定核素中的中子数与质子数接近。随着质子数的增加,原子核中质子之间的库仑斥力增加。而核子之间的核力为短程力,对于重核来说,中心核子与边缘核子之间不受核力束缚,此时需要增加更多的中子产生核力

来抵消随质子数增加而增加的库仑斥力。稳定核素的质子数 Z 与质量数 A 的关系可用经验公式表示:

$$Z = \frac{A}{1.98 + 0.015\ 5A^{2/3}}$$

（式 1-11）

对于 $Z<20$ 的核素,稳定核素的质子数与中子数接近。对于较大原子序数的核素,稳定核素的中子数大于质子数。处于稳定性核素曲线(图 1-4)以下的为丰中子区,以上的为缺中子区。原子序数大于 83 的核素都不稳定。

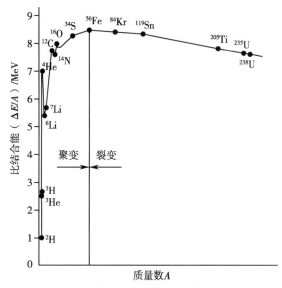

图 1-3 比结合 $\Delta E/A$ 与质量数 A 的关系

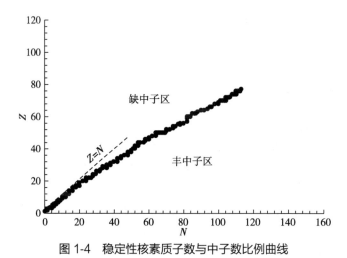

图 1-4 稳定性核素质子数与中子数比例曲线

（三）放射性现象

目前已经发现的核素有 2 000 多种,其中只有 300 多种是稳定性核素,其他不稳定的核素都会自发地放出射线,最终变成稳定性核素,这些不稳定核素称为放射性核素,放出射线的现象称为放射性现象。

二、放射性衰变

放射性核素自发放出射线的过程叫放射性衰变。放射性衰变的类型主要有 α 衰变、β 衰变和 γ 衰变,并分别释放出 α 射线、β 射线和 γ 射线。衰变过程中的原核素称为母核,衰变后产生的核素称为子核。

(一) α 衰变

α 衰变是指原子核自发地放出 α 粒子的过程。α 粒子带两个正电荷,由两个质子及两个中子组成,即氦核($^4_2$He),其电离能力强,射程短,穿透能力弱,能被一张薄纸阻挡。α 衰变后,母核的质子数减少 2,质量数减少 4,反应式如下:

$$^A_Z X \rightarrow ^{A-4}_{Z-2} Y + ^4_2 He + Q \tag{式 1-12}$$

其中 $^A_Z X$ 为母核,$^{A-4}_{Z-2} Y$ 为子核,Q 为衰变过程中释放的能量,即 α 粒子的动能。以镭 -226($^{266}_{88}$Ra)的衰变纲图为例来描述 α 衰变过程(图 1-5)。母核 $^{266}_{88}$Ra 发生 α 衰变以 94.5% 的比例直接衰变成氡 -222($^{222}_{86}$Rn)的基态,释放的能量为 4.78MeV。另外 5.5% 发生 α 衰变后,子核为 $^{222}_{86}$Rn 的同质异能素,释放能量为 4.59MeV,该子核处于激发态,将继续发生 γ 衰变,释放 0.19MeV 的能量回到基态。

(二) β 衰变

β 衰变分为 3 种:以释放负电子的方式发生 β⁻ 衰变、以释放正电子的方式发生 β⁺ 衰变及以俘获核外轨道电子的方式发生轨道电子俘获。

β 衰变发生后,母核与子核的质能差是确定的,衰变发射粒子后,反冲核的动能可忽略不计。则该质能差即发射粒子的能量,若 β 衰变只发射电子,则衰变过程中应该释放出的 β 射线为单一能谱。而实验发现发生 β 衰变的过程中,测得的 β 射线为连续能谱。这是因为实际上 β 衰变的过程中发射负电子和正电子的同时,伴随着反中微子 v̄ 和中微子 v 的发射,两种粒子共享衰变释放的能量。

1. **β⁻ 衰变** 对于丰中子区核素(见图 1-4),原子核需要减少中子数量使核素更接近稳定,通常以发射负电子的方式来实现,可以看作是电中性的中子失去一个负电荷,变成一个带正电荷的质子。发生 β⁻ 衰变的原子核质子数 Z 加 1,中子数 N 减 1,质量数 A 不变。反应式如下:

$$^A_Z X \rightarrow ^A_{Z+1} Y + e^- + \bar{v} + Q \tag{式 1-13}$$

其中 Q 为衰变过程中释放的能量。以磷 -32($^{32}_{15}$P)的衰变纲图为例来描述的 β⁻ 衰变过程(图 1-6),释放的负电子最大能量为 1.17MeV,平均能量为 0.698MeV。

2. **β⁺ 衰变** 对于缺中子区核素(图 1-4),原子核需要增加中子数使核素更接近稳定,通常以发射正电子的方式来实现,可以看作是原子核中的质子失去一个正电子变成电中性的中子。由于原子核失去一个正电荷,必须失去一个核外电子来维持原子的中性状态。因此,发生 β⁺ 衰变的母核与子核之间的质能差必须大于两个电子的质能。发生 β⁺ 衰变的原子核质子数 Z 减 1,中子数 N 加 1,质量数 A 不变。反应式如下:

$$^A_Z X \rightarrow ^A_{Z-1} Y + e^+ + v + Q \tag{式 1-14}$$

3. **轨道电子俘获(electron capture,EC)** EC 也发生于缺中子核素。原子核中的质子俘获核外电子成为电中性的中子,使核内中子数增加,更接近稳定核素。EC 与 β⁺ 衰变是等同的过程,发生 EC 的原子核质子数 Z 减 1,中子数 N 加 1,质量数 A 不变。反应式如下:

$$_Z^A X + e^- \longrightarrow\ _{Z-1}^A Y + v + Q \qquad \text{（式 1-15）}$$

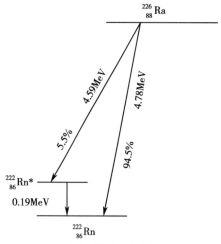

图 1-5　$_{88}^{226}$Ra 衰变纲图

$_{86}^{222}$Rn* 为 $_{86}^{222}$Rn 的同质异能素。

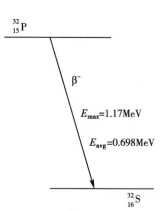

图 1-6　$_{15}^{32}$P 衰变纲图

以氟 -18（$_9^{18}$F）的衰变纲图为例来描述的 β$^+$ 衰变及 EC 的过程（图 1-7），97% 的 $_9^{18}$F 发生 β$^+$ 衰变，放出的正电子最大能量为 0.633MeV，另外 3% 发生 EC。

（三）γ 衰变与内转换

γ 衰变是指激发态的原子核通过 γ 射线的形式释放能量回到基态的过程，γ 粒子质量为零，其能量即其动能。发生 γ 衰变后，原子的质子数 Z 与质量数 A 都不变。通过 α 衰变或 β 衰变形成的原子核往往都处于激发态，通常伴随着 γ 衰变的发生。若激发态的原子核退激产生的能量被核外电子吸收，则称为内转换，吸收能量的核外电子脱离束缚成为内转换电子。

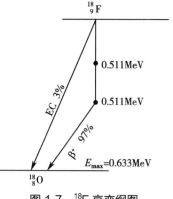

图 1-7　$_9^{18}$F 衰变纲图

三、放射性的度量

（一）放射性衰变的计算

放射性核素单位时间的衰变数量与放射性原子的数目 N 成正比，即：

$$-\frac{dN}{dt} \propto N \qquad \text{（式 1-16）}$$

负号表示衰变过程中母核数量减少，引入常数 λ，则：

$$\frac{-dN}{dt} = \lambda N \qquad \text{（式 1-17）}$$

λ 为衰变常数，单位为（时间）$^{-1}$，是指单位时间内每个原子衰变的概率。不同核素的 λ 不同，且不存在特定的规律，其数值通过实验获得。λ 值越大，核素衰变越快。

假设在初始 t_0 时刻，样品中放射性核素原子数量为 N_0，则：

$$N = N_0 e^{-\lambda t} \qquad \text{(式 1-18)}$$

可见,放射性衰变过程中,母核的原子数量随时间呈指数衰减。

（二）半衰期

放射性核素的半衰期（$T_{1/2}$）是指放射性核素的原子数量衰变到原来数量的一半需要的时间,将 $N=N_0/2$ 代入式 1-17,则：

$$T_{1/2} = \frac{\ln 2}{\lambda} \qquad \text{(式 1-19)}$$

（三）放射性活度的计算

放射性活度（A）是指放射性核素每秒发生衰变的原子核数目,即：

$$A = \left| \frac{dN}{dt} \right| = |-\lambda N| = \lambda N_0 e^{-\lambda t} = A_0 e^{-\lambda t} \qquad \text{(式 1-20)}$$

A_0 为初始活度,活度的国际单位为贝克勒尔（Bq）,1Bq=1 次衰变 /s,常用单位为居里（Ci）,1Ci=3.7×10^{10}Bq,约为 1g 镭的活度。

例 1-2：已知常用放射性后装源铱 -192（^{192}Ir）的半衰期为 73.827d,初始活度为 10Ci,计算使用 30d 后该放射源的活度。

答：已知 $T_{1/2}$=73.827d,则：

$$\lambda = \frac{\ln 2}{T_{1/2}}$$

30d 后该源的活度为：

$$A = A_0 e^{-\lambda t} = 10\text{Ci} \times e^{-\frac{\ln 2}{T_{1/2}} \times t} = 10\text{Ci} \times e^{-\frac{\ln 2}{73.827} \times 30} = 7.545\ 3\text{Ci}$$

四、放射性核素的来源

（一）天然放射性核素

大部分天然放射性核素都来源于 3 个衰变系：锕系、钍系、铀系。3 个衰变系都以长半衰期的核素开始,以铅的稳定性同位素结束。

1. **铀系** 铀系又称铀镭系,该系从铀 -238（^{238}U）开始,半衰期为 4.5×10^9 年,经过 14 次连续衰变最终变成稳定性核素铅 -206（^{206}Pb）,该系核素的核子数均为 $4n+2$。

$$^{238}_{92}\text{U} \rightarrow {}^{234}_{90}\text{Th} \rightarrow \cdots \rightarrow {}^{226}_{88}\text{Ra} \rightarrow {}^{222}_{86}\text{Rn} \rightarrow \cdots \rightarrow {}^{206}_{82}\text{Pb}$$

2. **锕系** 锕系又称锕铀系,该系从铀 -235（^{235}U）开始,半衰期为 7.13×10^8 年,经过 11 次连续衰变最终变为稳定性核素铅 -207（^{207}Pb）,该系核素的核子数均为 $4n+3$。

$$^{235}_{92}\text{U} \rightarrow {}^{231}_{90}\text{Th} \rightarrow \cdots \rightarrow {}^{223}_{88}\text{Ra} \rightarrow {}^{219}_{86}\text{Rn} \rightarrow \cdots \rightarrow {}^{207}_{82}\text{Pb}$$

3. **钍系** 钍系从钍 -232（^{232}Th）开始,半衰期为 1.39×10^{10} 年,经过 10 次连续衰变最终变成稳定性核素铅 -208（^{208}Pb）,该系核素的核子数均为 $4n$。

$$^{232}_{90}\text{Th} \rightarrow \cdots \rightarrow {}^{228}_{88}\text{Ra} \rightarrow {}^{224}_{86}\text{Rn} \rightarrow \cdots \rightarrow {}^{208}_{82}\text{Pb}$$

（二）人工放射性核素

现代医学中使用的放射性核素大多是人工放射性核素。其产生途径分为 3 种：核反应堆产生的裂变产物,中子轰击产生的丰中子核素,由粒子加速器产生。

1. **裂变产物** 裂变是指高原子序数的核素通过中子束照射发生核反应,生成两个原子序数较低的核素以及更多的中子。裂变产生的碎片通常具有放射性,放疗常用的铯 -137 (^{137}Cs) 就是 ^{235}U 的裂变产物之一。

2. 中子活化　中子活化是指物质受到中子的轰击后将中子俘获生成放射性核素。中子活化的产物为丰中子核素,通常发生 β^- 衰变。放疗常用的钴 -60 (^{60}Co) 就是通过中子活化生成。

$$^{59}_{27}Co + ^{1}_{0}n \rightarrow \, ^{60}_{27}Co \qquad\qquad (\text{式 1-21})$$

3. 粒子加速器　粒子加速器可以加速带电粒子使其达到高能状态轰击靶核发生核反应,生成放射性核素。核医学 PET-CT 常用的放射性核素 ^{18}F 就是由质子轰击氧 -18 (^{18}O) 生成。

$$^{18}_{8}O + ^{1}_{1}H \rightarrow \, ^{18}_{9}F + ^{1}_{0}n \qquad\qquad (\text{式 1-22})$$

第三节　电离辐射与物质的相互作用

一、电离辐射

电离是指中性原子与外界相互作用失去一个或多个电子后带电的过程。电离可以分为直接电离与间接电离。

1. 直接电离　直接电离是指带电粒子(如质子、电子、α 粒子等)与物质原子碰撞后直接引起物质原子发生的电离。原子核外电子的束缚能力各不相同,带电粒子的动能必须大于核外电子的结合能,才能使该原子发生电离。

2. 间接电离　间接电离是指不带电粒子(如光子、中子等)与原子的核外电子或原子核作用产生的次级带电粒子再与物质原子作用引起的电离。间接电离的过程分为两步,第一步是与物质原子作用产生次级带电粒子;第二步是次级带电粒子与物质原子作用引发电离。

3. 电离辐射　电离辐射是指一切能引起物质发生电离的辐射总称,电离辐射可以是直接电离粒子,也可以是间接电离粒子或者是两种粒子的混合物。α 射线、β 射线、γ 射线、质子束、中子束等射线都属于电离辐射。

二、带电粒子与物质的相互作用

带电粒子在放射治疗中应用广泛,如常用于体表肿瘤的电子束照射技术以及迅速发展的质子重离子治疗技术,都是使用带电粒子直接电离作用杀伤肿瘤。

(一)弹性碰撞与非弹性碰撞

带电粒子与物质的相互作用分为弹性碰撞和非弹性碰撞。弹性碰撞是指带电粒子与物质原子作用后,只改变运动方向,不存在能量的损失,不产生激发与电离。非弹性碰撞是指带电粒子与物质相互作用后,既改变运动方向,又损失能量,损失的能量传递给物质原子,使其激发或电离。带电粒子与物质相互作用产生的电离辐射是由带电粒子与物质的非弹性碰撞产生,包括带电粒子与核外电子的非弹性碰撞及带电粒子与原子核的非弹性碰撞。

(二) 带电粒子与核外电子的非弹性碰撞

带电粒子与物质原子的核外电子发生非弹性碰撞产生的能量损失为碰撞损失,也称为电离损失。线性碰撞阻止本领(S_{col})表示带电粒子穿行介质时,单位路径电离损失的平均能量,也称为电离损失率。更为常用的是质量碰撞阻止本领(S_{col}/ρ),即线性碰撞阻止本领除以物质密度,表示带电粒子穿行单位质量介质时,电离损失的平均能量,它仅与物质的性质有关,与物质所处的状态(气态、液态、固态)无关。由于电子质量轻,在介质穿行的过程中极易发生散射,电子与重带电粒子在介质中穿行的 S_{col}/ρ 不同。

S_{col}/ρ 可近似表示为:

$$\left(\frac{S_{col}}{\rho}\right) = \frac{1}{\rho}\left(\frac{dE_{col}}{dl}\right) = \frac{4\pi r_e^2 m_e c^2}{\beta^2} N_e z^2 B \qquad (\text{式 } 1\text{-}23)$$

式中 r_e、$m_e c^2$ 分别为电子的经典轨道半径及静止能量,两者都为常数,β 为带电粒子的速度 v 与光速 c 的比值,N_e 为穿行介质的每克电子数,z 为带电粒子的电荷数,B 为介质的阻止系数。

当带电粒子能量较低,速度远小于光速时($\beta \ll 1$),可以忽略相对论效应,则 B 可做如下近似。

对于重带电粒子(如质子、α 粒子等):

$$B = \ln\frac{2m_e v^2}{I} \qquad (\text{式 } 1\text{-}24)$$

对于电子:

$$B = \ln\frac{0.58 m_e v^2}{I} \qquad (\text{式 } 1\text{-}25)$$

式中 I 为介质的平均激发能(即物质原子中各壳层电子的激发能与电离能的平均值),近似与介质的原子序数成正比,可表示为 $I/Z=11.5\text{eV}$。在非相对论条件下,带电粒子的阻止系数 B 随 v^2 的变化缓慢,则由式 1-23 可得以下结论:

1. 带电粒子的 S_{col}/ρ 与穿行介质的每克电子数 N_e 成正比,不同物质的每克电子数都比较接近,即 N_e 对 S_{col}/ρ 影响不大。

2. 带电粒子的 S_{col}/ρ 与带电粒子速度的平方(v^2)成反比,即与带电粒子的能量成反比。

3. 带电粒子的 S_{col}/ρ 与带电粒子电荷数的平方(z^2)成正比。如在同一物质中,α 粒子电离损失率是相同速度质子的 4 倍。

4. 式中不包含入射带电粒子的质量,即不同质量的带电粒子,只要它们的电荷量 z 与速度 v 相同,则在同一物质中具有相同的电离损失。

当带电粒子的速度较大接近光速($\beta \to 1$)时,S_{col}/ρ 将随能量的增大缓慢增加,其中电子更容易受到相对论的影响,当电子的能量约为 1MeV 时,其电离损失最小(图 1-8)。而重带电粒子在其能量约为 $3mc^2$ 时,电离损失最小,通常情况下,重带电粒子的动能很难达到其 3 倍的静止能量。

(三) 带电粒子与原子核的非弹性碰撞

带电粒子与物质原子的原子核发生非弹性碰撞后,其运动方向及速度发生变化,损失的动能以连续 X 射线的形式释放,这种辐射称为韧致辐射。韧致辐射产生的能量损失为辐射损失。辐射阻止本领(S_{rad})表示带电粒子穿行介质时,单位路径辐射损失的平均能量,也称为辐射损失率。质量辐射阻止本领(S_{rad}/ρ)，表示带电粒子穿行单位质量介质时，辐射损失的平均能量。

S_{rad}/ρ 可表示为：

$$\left(\frac{S_{rad}}{\rho}\right) = \frac{1}{\rho}\left(\frac{dE_{rad}}{dl}\right) \propto \frac{z^2 Z^2}{m^2} NE \qquad (式1-26)$$

式中 z 为带电粒子的电荷数，Z 为物质原子的原子序数，m 为带电粒子的静止质量，N 为单位质量靶物质的原子数，E 为带电粒子的能量。则由式1-26可得以下结论：

1. 带电粒子的 S_{rad}/ρ 与带电粒子电荷量的平方(z^2)成正比。

2. 带电粒子的 S_{rad}/ρ 与介质的原子序数(Z^2)成正比，即带电粒子与高原子序数的靶材料作用更容易发生轫致辐射。

3. 带电粒子的 S_{rad}/ρ 与带电粒子的能量(E)成正比，即带电粒子的能量越大，越容易发生辐射损失。

4. 带电粒子的 S_{rad}/ρ 与带电粒子质量的平方(m^2)成反比。如相同能量的电子辐射损失比质子大100万倍，重带电粒子的轫致辐射可以忽略，高速运动的电子打到高原子序数的靶更容易发生轫致辐射。

（四）总质量阻止本领

对于重带电粒子来说，辐射损失的部分可以忽略，其与物质相互作用产生的能量损失几乎全部为电离损失。对于电子，其与物质作用过程中总的能量损失等于碰撞损失与辐射损失之和，即：

$$\frac{S}{\rho} = \left(\frac{S_{col}}{\rho}\right) + \left(\frac{S_{rad}}{\rho}\right) \qquad (式1-27)$$

电子能量较低、介质的原子序数较低时，电离损失占优势；电子能量较高，介质的原子序数较高时，辐射损失占优势。电子辐射损失与电离损失之比为：

$$\frac{S_{rad}}{S_{col}} = \frac{ZE}{800} \qquad (式1-28)$$

式中 Z 为介质的原子序数，E 为电子的能量。当电子与物质相互作用产生的电离损失与辐射损失相等时，电子的能量称为临界能量 E_c：

$$E_c = \frac{800}{Z} \qquad (式1-29)$$

可见，电子作用的介质原子序数越大，其临界能量越小。

以电子入射到水与钨中其碰撞损失与辐射损失随电子能量变化的曲线（图1-8）为例：

1. 在不同介质中，电子的碰撞损失随能量的增大而减少，电子能量约为1MeV时，入射到水中和钨中电离损失都最小。之后碰撞损失随能量增大缓慢增加，电子在水中的碰撞损失始终大于钨。

2. 在不同介质中，电子的辐射损失随能量的增大而增大，电子在水中的辐射损失始终小于钨。

3. 在同一介质中，低能时碰撞损失占优势，高能时，辐射损失占优势。钨中的临界能量约为10MeV，水中的临界能量约为100MeV。

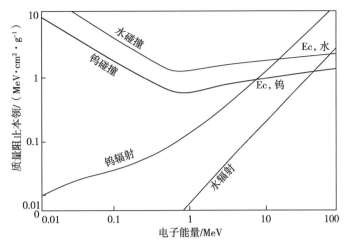

图 1-8 水与钨中电子电离损失与辐射损失随电子能量的变化

（五）带电粒子的射程

对于带电粒子，除了使用阻止本领描述其与物质的相互作用，还可以用射程进行描述。射程是指入射带电粒子从进入物质到其停止运动，沿入射方向所穿过的最大距离。它与路径不同，路径是指入射带电粒子在物质中所经过的实际距离（图 1-9）。射程是路径在入射方向上的最大投影，路径始终大于等于射程。带电粒子与物质作用的过程是随机的，相同能量的带电粒子在同一物质中经过的路径与射程可能不同，通常用平均射程和外推射程描述。

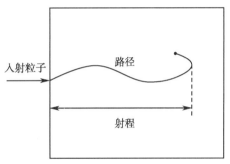

图 1-9 带电粒子在物质中的射程与路径

平均射程（$\overline{R}$）是指入射带电粒子数量减少到一半时在吸收物质中穿过的距离。

外推射程（R_e）是指带电粒子数量随作用物质厚度变化的吸收曲线中斜率最大位置处切线的延长线与厚度相交的位置。

1. 重带电粒子的射程 重带电粒子质量较大，与物质发生作用后，其运动方向不会有明显的改变，因此它的射程基本上等于路径长度。测量重带电粒子通过不同厚度物质后入射方向上剩余粒子数的计数，得到重带电粒子的吸收曲线（图 1-10）。重带电粒子在进入物质的开始一段距离，几乎没有被吸收，粒子数几乎不变 $n=n_0$。当物质厚度达到一定时，粒子数迅速下降。粒子数下降到 $n_0/2$ 时，在物质中穿过的距离即重带电粒子在该物质中的平均射程 $\overline{R}$，下降曲线直线部分外延与横轴交点处的厚度为重带电粒子在该物质中的外推射程 R_e。$\overline{R}$ 与 R_e 之间的差值反映了相同能量的粒子在随机碰撞过程中射程的涨落，称为射程歧离。重带电粒子在物质中运动产生极小的射程歧离，说明相同能量的重带电粒子具有相似的射程。

2. 电子的射程 电子由于质量小，与物质相互作用时，其能量的损失与运动方向的改变都要远大于重带电粒子。电子在物质中运动的路径曲折，远大于其射程。测量单能电子通过不同厚度物质后入射方向上剩余电子的计数，得到电子的吸收曲线（图 1-11）。由于电子散射严重,在作用物质较薄的位置也会有电子偏离入射方向,其吸收曲线连续下降。入射电子数减少一半时,在吸收物质中穿过的距离为电子在该物质中的平均射程$\overline{R}$。吸收曲线下降斜率最大位置的切线延长线与横轴的交点为外推射程R_e。可见单能电子入射到物质中$\overline{R}$与R_e的差值大,电子在与物质原子作用的过程中发生严重的射程歧离,即同能量的电子在相同物质中射程存在较大差别。

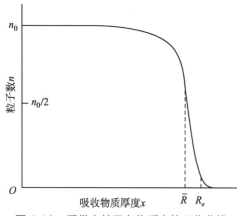

图 1-10　重带电粒子在物质中的吸收曲线

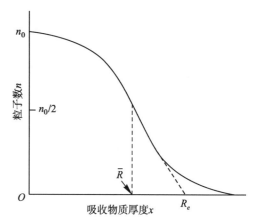

图 1-11　电子在物质中的吸收曲线

(六) 其他作用方式

除上述作用方式外,带电粒子与物质的相互作用还包括以下几种:

1. **核反应**　重带电粒子的能量超过 100MeV 且与原子核的碰撞距离小于原子核半径时,可能击中原子核中的一个或数个核子,核子离开原子核后原子核处于激发态,通过发射低能核子和 γ 射线退激。核反应的发生概率低,对于电子,核反应可以忽略。

2. **湮没辐射**　正电子与物质的核外电子碰撞后,其质量转化为两个方向相反,能量为 0.511MeV 的 γ 光子。

3. **契伦科夫辐射**　带电粒子在透明介质中的运动速度高于光在该介质中的传播速度时,带电粒子的部分能量以蓝色光的形式辐射出来。

三、X(γ)射线与物质的相互作用

(一) X(γ)射线的来源

X(γ)射线是在放射治疗中应用广泛,其来源主要有 4 种:放射源通过 γ 衰变放出特定能量的 γ 射线;电子与原子核的库仑相互作用发生轫致辐射产生的连续 X 射线;原子轨道电子跃迁产生的特征 X 射线;正电子与负电子湮没辐射产生的 γ 射线;X 射线与 γ 射线统称为光子线。

(二) X(γ)射线的衰减

X(γ)射线穿过物质时,没发生相互作用的部分,射线能量及方向不变,为原射线。发生相互作用的光子或改变方向,或损失部分甚至全部能量,表示光子被散射或被吸收。通常用穿过物质的厚度来表示 X(γ)射线的衰减情况。

1. **线性衰减系数**　是指 X(γ)射线通过单位厚度物质时发生相互作用,导致光子损失的份额,用符号 μ 表示。线性衰减系数也代表了光子穿过单位厚度物质时,发生相互作用的概率。

2. 质量衰减系数　是指 $X(\gamma)$ 射线通过单位质量厚度物质时发生相互作用,导致光子损失的份额,用符号 μ_m 表示,$\mu_m=\mu/\rho$,即线性衰减系数除以物质的密度。质量衰减系数消除了物质所处状态的影响,使其仅与物质的性质有关。质量衰减系数也代表了光子穿过单位质量厚度物质时,发生相互作用的概率。

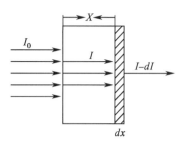

图 1-12　$X(\gamma)$ 射线穿透物质衰减示意图

3. 指数衰减规律　粒子数为 I_0 的一束单能窄束 $X(\gamma)$ 射线,穿过厚度为 x 的靶物质后,入射方向探测到的光子束剩余粒子数为 I,再穿过厚度为 dx 的靶物质后,光子束的粒子数减少 dI(图 1-12)。

由线性衰减系数 μ 的定义可推断,对于特定的某物质,μ 可表示为:

$$\mu=-(dI/I)/dx \tag{式 1-30}$$

$$-dI=\mu Idx \tag{式 1-31}$$

当 $x=0$ 时,$I=I_0$,代入式 1-31,可得:

$$I=I_0e^{-\mu x} \tag{式 1-32}$$

若物质的厚度 x 改用质量厚度 x_m,$x_m=x\rho$,则:

$$I=I_0e^{-\mu_m x_m} \tag{式 1-33}$$

可见,$X(\gamma)$ 射线穿透物质时,其粒子数随穿透厚度 x 的增加呈指数衰减规律。

$X(\gamma)$ 射线粒子数衰减到原来一半时所穿透的物质厚度,称为半价层(HVL),常用于描述物质对低能 $X(\gamma)$ 射线的衰减能力。将 $I=I_0/2$ 代入式 1-32 得到:

$$HVL=\ln2/\mu \tag{式 1-34}$$

此衰减规律只对单能窄束的 $X(\gamma)$ 射线成立,即探测器探测到的射线只包含未与物质发生相互作用的原射线。

实际上,$X(\gamma)$ 射线束大多为宽束,即探测器探测到的射线不仅包含原射线还包含原射线与物质发生相互作用后产生的散射线。对于宽束在物质中的衰减要对式 1-32 进行修正,修正后的公式为:

$$I=I_0fe^{-\mu x} \tag{式 1-35}$$

式中 f 为大于 1 的修正因子,称为积累因子,它与射线的能量及作用物质的性质有关。

(三)光电效应

光电效应是指入射 $X(\gamma)$ 射线与物质原子的核外电子作用,轨道电子吸收光子的全部能量并脱离原子核束缚形成自由电子的过程(图 1-13)。通过光电效应发射出来的电子称为光电子,光电子可以从 K、L、M 等各壳层发射出来。

1. 光电子的能量　入射光子部分能量用来克服轨道电子在原子中的结合能,剩余能量转换

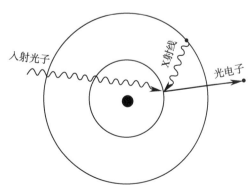

图 1-13　光电效应示意图

为光电子的动能。根据能量守恒定律可得出射的光电子能量 E_e 为：

$$E_e = h\nu - B_i \quad (i=\mathrm{K},\mathrm{L},\mathrm{M},\cdots) \qquad \text{（式 1-36）}$$

式中 $h\nu$ 为入射光子的能量，B_i 为第 i 壳层电子的结合能。

原子发射光电子后，原子壳层会留下空位，此时原子处于激发态，并通过发射特征 X 射线与俄歇电子的方式回到基态。

2. 作用概率 X(γ)射线穿过单位质量厚度物质发生光电效应的概率为光电质量衰减系数 $\mu_{m\tau}$。

$$\mu_{m\tau} \propto (Z/h\nu)^3 \qquad \text{（式 1-37）}$$

由式 1-37 可得以下结论：

（1）$\mu_{m\tau}$ 与作用物质的原子序数 Z^3 成正比，随着物质原子序数的增大，光电效应发生的概率迅速增加。当入射光子的能量大于 K 层电子的结合能时，在 K 层发生光电效应的概率最大。

（2）$\mu_{m\tau}$ 与入射光子能量的 3 次方成反比，随着入射光子能量的增加，光电效应发生的概率迅速降低。入射光子的能量小于 K 层的结合能时，光电效应只能发生在更外层的电子，随着能量增加，$\mu_{m\tau}$ 减小，当能量增加到等于 K 层电子的结合能时（$h\nu = B_\mathrm{K}$），$\mu_{m\tau}$ 急剧上升，形成一个峰值，称为 K 吸收峰，同样还存在 L 吸收峰、M 吸收峰等（图 1-14）。

3. 光电子的角分布 光电子的角分布与入射光子的能量有关。实验发现以光子入射方向为 0° 与 180° 的方向时，没有观测到光电子。入射光子能量较低时，光电子在 90° 方向发射的概率最大，随着光子能量的增加，光电子的发射方向逐渐趋向 0°（图 1-15）。

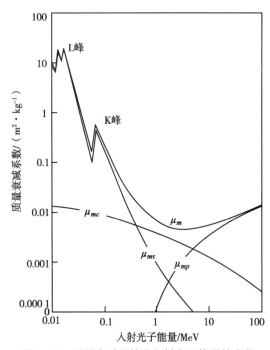

图 1-14 质量衰减系数随入射光子能量的变化

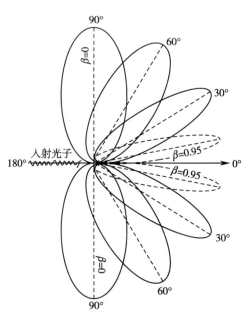

图 1-15 不同能量光子线光电子角分布
β 为光电子速度与光速的比值。

（四）康普顿效应

康普顿效应是指入射 X(γ) 射线与物质原子的核外电子作用,光子失去部分能量,并改变运动方向,轨道电子获得能量脱离原子的过程(图 1-16)。通过康普顿效应发射出来的电子称为反冲电子,损失能量后的光子称为散射光子。康普顿效应在束缚较松的外层电子发生概率更大。

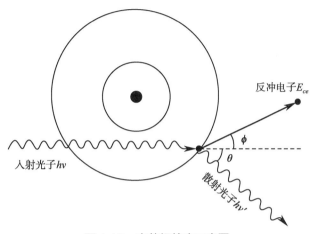

图 1-16　康普顿效应示意图

1. **散射光子与反冲电子的能量**　物质原子外层电子的结合能小,相对于入射光子的能量可以忽略,即康普顿效应可以看作是光子与自由电子的相互作用。散射光子的散射角为 θ,反冲电子的反冲角为 φ,根据相对论及能量与动量守恒定律可推导出散射光子的能量 hv' 以及反冲电子的动能 E_{ce} 公式:

$$hv' = \frac{hv}{1 + \frac{hv}{m_e c^2}(1-\cos\theta)} \tag{式 1-38}$$

$$E_{ce} = hv - hv' = \frac{(hv)^2(1-\cos\theta)}{m_e c^2 + hv(1-\cos\theta)} \tag{式 1-39}$$

$$\text{ctg}\phi = \left(1 + \frac{hv}{m_e c^2}\right)\text{tg}\frac{\theta}{2} \tag{式 1-40}$$

以上各式可得如下结论:

(1) 入射光子能量一定时,散射角越大,散射光子的能量越小,同时反冲电子的动能越大,散射角 θ 与反冲角 φ 之间一一对应,且 $0° \leqslant \theta \leqslant 180°, 0° \leqslant \phi \leqslant 90°$。

(2) 散射角一定时,散射光子的能量与反冲电子的动能都随入射光子的能量增大而增大。

(3) 当散射角 θ=0° 时,$hv=hv'$,$E_{ce}=0$,表明光子从电子旁掠过,未受到散射。

(4) 当散射角 θ=180° 时,φ=0°,表示光子与电子发生对心碰撞,入射光子被反弹,反冲电子沿光子入射方向飞出,这种情况称为反散射。此时,散射光子的能量最小,反冲电子的动能达到最大:

$$(hv')_{\min} = \frac{hv}{1+(2hv/m_ec^2)} \qquad (\text{式 } 1\text{-}41)$$

$$(E_{ce})_{\max} = \frac{hv}{1+(m_ec^2/2hv)} \qquad (\text{式 } 1\text{-}42)$$

2. 作用概率　X(γ)射线穿过单位质量厚度物质发生康普顿效应的概率为康普顿质量衰减系数 μ_{mc}。μ_{mc} 与物质原子性质及入射光子能量的关系如下：

（1）康普顿散射可以看作光子与自由电子之间的相互碰撞，其线性衰减系数与物质的电子密度成正比，μ_{mc} 与物质的原子序数 Z 无关，与每克电子数 N_e 成正比，而除了含氢量较高的物质外，不同物质的每克电子数接近，因此不同物质中单位质量厚度发生康普顿效应的概率接近。

（2）康普顿效应发生的概率随入射光子能量的增加缓慢降低（图 1-14）。

3. 散射光子与反冲电子的角分布　以光子入射方向为 0°，散射光子的角度 θ 与反冲电子的角度 φ 随入射光子能量的增加而减小，即随能量的增加，散射光子与反冲电子的方向都趋于入射光子的方向（图 1-17）。

（五）电子对效应

电子对效应是指入射 X(γ)射线经过原子核时，受到原子核的库仑力作用，光子消失，形成一对正负电子的过程。电子对效应必须有原子核的参与，才能满足动量与能量守恒定律（图 1-18）。

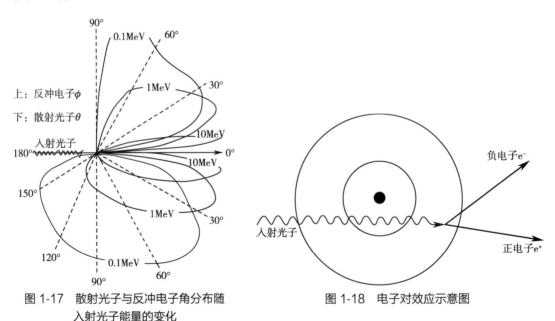

图 1-17　散射光子与反冲电子角分布随
　　　　入射光子能量的变化

图 1-18　电子对效应示意图

1. 正负电子对的能量　发生电子对效应时，入射光子的能量一部分转换为正负电子的质能，其余就作为电子对的动能，即：

$$hv = E_{e^+} + E_{e^-} + 2m_ec^2 \qquad (\text{式 } 1\text{-}43)$$

式中 E_{e^+} 与 E_{e^-} 分别是正负电子的动能。显然，只有能量大于电子静止能量的两倍 1.02MeV 时，才可能发生电子对效应。正负电子对的动能之和为常数，两者的动能在 0 到

$(h\nu - 2m_ec^2)$ 之间任意分配。电子对效应产生的正电子最终将与物质中的一个电子发生湮没，产生湮没辐射。

2. 作用概率　$X(\gamma)$ 射线穿过单位质量厚度物质发生电子对效应的概率为电子对质量衰减系数 μ_{mp}。μ_{mp} 与物质原子性质及入射光子能量的关系如下：

$$h\nu > 2m_ec^2, \mu_{mp} \propto Zh\nu$$
$$h\nu \gg 2m_ec^2, \mu_{mp} \propto Z\ln(h\nu) \quad\quad (式1-44)$$

由式 1-44 可得以下结论：

（1）μ_{mp} 与作用物质的原子序数 Z 成正比，即随着物质原子序数的增大，电子对效应发生的概率增加。

（2）当入射光子能量较低时，μ_{mp} 随能量的增加线性增加；入射光子的能量较高时，μ_{mp} 随能量增加缓慢增加（图 1-14）。

3. 正负电子的角分布　正电子与负电子的运动方向与入射光子方向各呈一个小角度夹角，分别为 θ 和 ϕ，两者不一定相等，其平均值近似为：

$$\frac{\theta + \phi}{2} \approx \frac{m_ec^2}{h\nu} \quad\quad (式1-45)$$

入射光子的能量越大，正负电子的发射方向越靠近入射光子的方向。

（六）3 种相互作用的相对重要性

$X(\gamma)$ 射线与物质发生相互作用主要包括以上的光电效应、康普顿效应、电子对效应，忽略其他次要的相互作用，$X(\gamma)$ 射线与物质发生相互作用的总质量衰减系数 μ_m 为：

$$\mu_m = \mu_{m\tau} + \mu_{mc} + \mu_{mp} \quad\quad (式1-46)$$

3 种作用方式的质量衰减系数以及总的质量衰减系数都与入射光子的能量有关，如光子入射到铅中 μ_m 与入射光子能量的关系可见：入射光子在低能区域，主要发生光电效应；在中能区域，主要发生康普顿效应；在高能区域，主要发生电子对效应（图 1-14）。

不同介质中，3 种作用方式的质量衰减系数也不相同，高原子序数的材料中，光电效应与电子对效应占优势的能量区间大，低原子序数的材料中，康普顿效应占优势（图 1-19）。总的来说，光电效应在低能高 Z 区占优势，康普顿效应在中能低 Z 区占优势，电子对效应在高能高 Z 区占优势。在医疗诊断级 X 射线中主要利用光电效应，在放射治疗中主要利用康普顿效应。

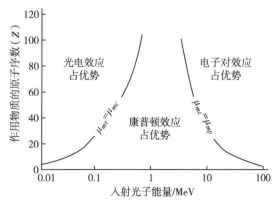

图 1-19　3 种作用方式占优势区域与光子能量和原子序数的关系

（七）其他相互作用

X(γ)射线与物质的相互作用除了以上 3 种主要作用之外,还有以下两种作用方式:

1. **相干散射**　是指入射光子经过原子时将能量全部传递给原子,原子又将光子的能量以不同的角度发射出去。此过程中,光子未损失能量,只改变了运动方向。

2. **光致核反应**　是指 X(γ)射线与原子核发生核反应的过程。主要包括(γ,p)与(γ,n)反应,即物质原子的原子核放出质子(p)与中子(n)。在常规放射治疗中,光致核反应的发生概率极低,当医用加速器 X 射线的能量超过 10MeV 时,则要考虑(γ,n)反应,在机房设计时,应该注意中子的屏蔽。

四、中子与物质的相互作用

中子目前在放射治疗中的应用较少,利用专用设备产生中子可以进行放射治疗。中子不带电,它属于间接电离粒子,不能直接引起物质原子的电离,而是首先与物质相互作用产生带电粒子或 γ 光子,然后由带电粒子或 γ 光子产生的次级电子引发电离。中子与物质的相互作用有以下 4 种:

1. **弹性散射**　高能中子与原子核碰撞时,中子方向发生改变,并将部分能量传给原子核,引起原子核的反冲,当反冲原子核能量较大时,不能完全保持原来的轨道电子而带有一定的电荷,成为带电粒子。

2. **核反应**　低能中子与原子核反应放出带电粒子。包括(n,p)、(n,α)反应,即原子核吸收中子放出质子、α 粒子,并形成一种新的核素。

3. **核裂变**　中子可以与重原子核发生裂变反应,形成两个质量接近并带有多个正电荷的裂变碎片。

4. **中子活化**　低能中子被原子核吸收形成另一种具有放射性的核素。该放射性核素通过衰变产生二次辐射。

（钟思瑶　高玉艳　杨　军）

第二章

放射治疗设备

20世纪50年代,加拿大的Johns发明了钴-60治疗机,解决了肿瘤放射治疗对高能射线束的需求。20世纪60年代,医用电子直线加速器发明并应用于临床,由于其具有更好的高能X射线束产生效率,更方便的电子束生成方法,更安全的射线束使用技术,使得医用电子直线加速器替代钴-60治疗机成为现代肿瘤放射治疗的首选设备。除X射线束、电子束外,现代放射治疗还可以采用质子重离子束,质子重离子束由相应加速器产生。

第一节　医用直线加速器

一、常规医用直线加速器

(一)医用直线加速器原理

医用直线加速器是放射治疗最常用的治疗设备,其利用微波电磁场把电子沿直线轨道加速到较高能量,这些高能量的电子通过打靶产生多挡兆伏级能量的光子束或被直接引出形成多挡能量的电子束。

电子被加速的过程分3个阶段:一是由电子枪发射初始速度大约为0.45倍光速的电子,并被注入加速管;二是聚束段,电子被持续稳定地加速,速度和能量不断地提升;第三阶段称为相对论段,当电子接近光速$c(3 \times 10^8 \mathrm{m/s})$时,电子从微波中按相对论方式获取能量,这时电子的速度几乎不再增长,而根据质能转换规律使质量不断增加。例如电子能量从1MeV增至5MeV时,能量提升了5倍,而速度仅增长6%,即由$0.94c$升至$0.996c$(图2-1)。

通常使用MV来描述光子束的能量(如6MV),而MeV则用来描述电子束的能量(如6MeV)。医用电子直线加速器的优点是X射线和电子束有足够的输出量,射野较大;主要缺点是机器复杂,成本较高,维护要求较高。

(二)医用直线加速器结构

加速器主要由机架、机架基座、治疗床、影像装置和治疗控制台组成(图2-2)。其中治疗控制台位于机房外控制室内;机架和机架基座内部结构较为复杂,包括微波功率源、脉冲调制器、微波传输系统、电子注入系统、束流系统、真空系统和加速管等。根据不同的加速波导系统,医用电子直线加速器可分为行波电子直线加速器和驻波电子直线加速器。

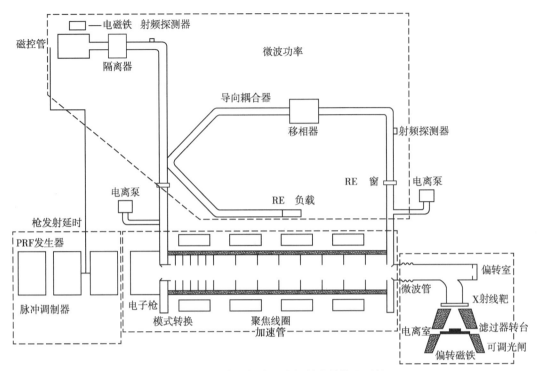

图 2-1 医用直线加速器内部基本结构和系统

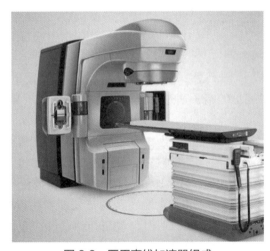

图 2-2 医用直线加速器组成

加速器治疗机头基本结构:机头位于机架前端,机头内部包括靶,电子窗,初、次级准直器,束流均整装置,监测电离室,多叶准直器等。

1. **靶与电子窗** X 射线是靠高能电子轰击靶而产生的。产生的 X 射线强度与靶材料、电子束流强度、电子能量等因素有关。高能电子中只有一小部分能量转化为 X 射线,大部分转化为热量,使靶温度很快升高。所以靶材料一般选用耐高温、X 射线产生率高的钨合金。

电子束是加速电子直接经过电子窗引出。电子窗应具备以下特点:电子穿过时,束流损失小且能量损失小;能维持加速管的高真空状态;熔点高,不易被电子束烧穿。

2. **初级准直器与次级准直器** X射线要经过两级准直器才能到达治疗部位(图2-3),两级准直器分别是固定的初级准直器和可调整的次级准直器。

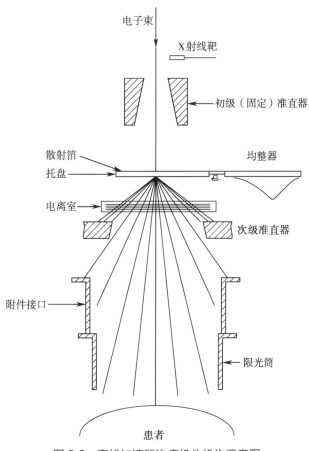

图2-3 直线加速器治疗机头机构示意图

初级准直器位于加速管电子窗口下,呈圆锥形或四棱台形,主要作用是限定加速器的最大辐射野范围,为X射线、电子束所共用。

次级准直器可形成大小为(0cm×0cm)~(40cm×40cm)矩形射野,通常由钨合金制成,可以进行对称和非对称运动。随着照射技术的不断改进和临床用途的扩展,次级准直器由传统的上、下两对对称运动的形式发展到一对对称、另一对不对称式(又称独立运动式准直器)运动的准直器,现有加速器的两对准直器都是独立运动的,能够彼此跨过线束中心轴向对侧运动10~20cm。次级准直器运动产生动态或虚拟楔形照射野,可以产生一维调强的剂量分布,如果两对独立准直器都能跨过对侧的话,可以产生二维调强的剂量分布。

3. **束流均整与展宽**

(1)电子束的展宽:电子束离开偏转磁场时的直径约为3mm,临床应用时必须把电子束的截面扩展(图2-4),且80%射野面积上的平坦度不得低于5%,需使用散射箔(或扫描系统)扩大射束直径以满足治疗要求。散射箔一般采用金属薄片,对高能电子射线进行散射均整,在射野内形成均匀的剂量分布,又不会产生严重的X射线污染。

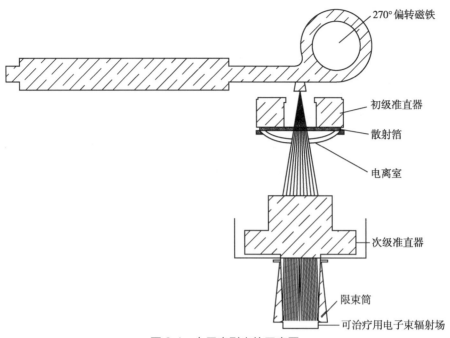

图 2-4　电子束引出的示意图

（2）X 射线的均整：高能 X 射线形成的是"笔形束"剂量分布，能量越高笔形束越尖细，所以需要进行均整（图 2-5），形成具有一定平坦度和对称性治疗野，满足治疗需求。均整器通常采用铅合金或钨合金制成，外形是中心厚、周边逐渐变薄的一种圆锥体。对比均整前后射野内的剂量分布曲线可以看出：均整前射野内的剂量分布特点是中心高周边低，而均整后的结果是射野内的辐射剂量分布均匀。不同能量的 X 射线需要不同厚度的均整器，均整器和散射箔共同安装在一个旋转卡盘上或滑动式抽屉中，通过切换机械位置，形成一一对应的射线类型和输出能量。

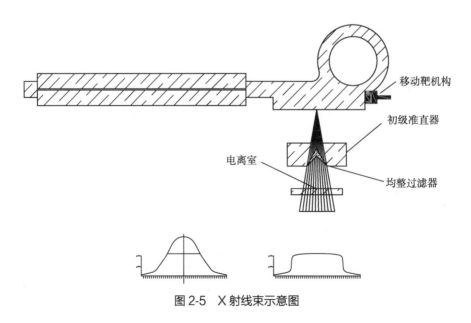

图 2-5　X 射线束示意图

4. 束流监测电离室 束流监测系统由束流监测电离室、束流监测电路组成。电子直线加速器最为广泛使用的束流监测仪是永久性安装在加速器里的透射电离室。电离室安装在均整器或散射箔与次级准直器之间,由若干片极片构成,其功能是监测 X 射线、电子束的剂量率,累积剂量和射野的对称性、平坦度。

电离室剂量监测仪的主要要求有 4 点:①电离室是透射式材料,对射线的吸收可以忽略。②采用密封式电离室,其测量响应不受环境温度与气压的影响。③电离室的极间距很近,以满足收集效率的要求。④电离室应工作于饱和区。

医用电子直线加速器的剂量监测系统通常由两组分别封装的电离室测量通道组成,每组通道的电离室具有完全独立的偏压电源、静电计以及读数电路。如果第一通道的电离室在治疗患者时发生故障,当患者接受略高于处方剂量的照射时,第二通道电离室将会中止机器的出束。当第一与第二通道的电离室监测系统同时出现故障时,时间保护通道启用,在规定时间内剂量仍未达到设定剂量时,计时器将会终止机器出束。

5. 多叶准直器 随着精准放疗的发展,现代医用电子直线加速器一般都配备多叶准直器(multi leaf collimator,MLC),多叶准直器是现代精准放射治疗的重要基础之一。MLC 由钨或钨合金制成,通常由 40~160 个叶片组成,两片成一对,每对叶片宽度在等中心处的投影宽度约为 5mm 或 10mm。立体定向放射治疗用的微型 MLC 叶片,其宽度在等中心处为 4mm、3mm,甚至 1.6mm(图 2-6)。叶片高度必须使原射线穿射后强度低于原强度的 5%,需要 4~5 个半价层的高度,为安全起见,可在此基础上适当增加叶片高度。为避免叶片间的漏射,叶片的侧面采用凹凸槽的结构,相邻叶片的凹槽和凸槽彼此镶嵌在一起,避免射线直接通过;在此基础上,使用铅门跟随技术可进一步降低漏射。MLC 射野可以在控制台由电脑程序自动设定,因而照射效率高、重复性好。MLC 和独立准直器相结合,几乎能无限制的设计任何形状的射野。

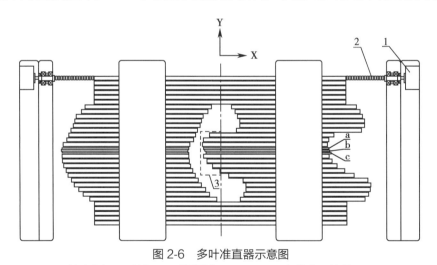

图 2-6 多叶准直器示意图
1. 驱动电机;2. 丝杠;3. 不同厚度 MLC;a、b、c 为等中心处薄 MLC。

(三) 治疗床
治疗床用于患者的支撑和摆位。治疗床由床面,纵向运动部件,横向运动部件,垂直升降部件、公转部件组成,可获得 X、Y、Z 三个方向的直线运动和治疗床整体绕等中心的旋转运动。如今,很多治疗床支持 6 维运动,可以进行 3 个平移和 3 个旋转运动。治疗床顶部的材料为碳纤维,较轻且平坦,并且具有很强的刚性。治疗时可以最大限度地降低治疗床对射线造成的衰减。此外,治疗床整体绕等中心的旋转运动与机架旋转运动相配合,形成非共面照射,可以从任何方向射入病灶。

（四）等中心

等中心是指机架旋转中心轴、小机头（准直器）旋转中心轴、治疗床旋转中心轴所相交的一个虚拟点。

（五）射野影像装置

随着放疗技术的发展,剂量覆盖范围准确性不断提高,放疗过程中对动态计划靶区及周围解剖结构可视化成为必要需求,放疗影像系统不断成熟和完善。

影像系统一般安装在治疗室或者直接安装在直线加速器上。

射野影像系统（portal imaging system）是射线照射靶区时,采用电子或非电子技术在射线出射方向获取图像的工具,获得的图像称为射野图像。电子射野影像系统（electronic portal imaging device,EPID）,主要有 3 种类型:①荧光照相系统;②矩阵电离室;③平板探测器阵列。目前,加速器配备的大多是平板探测器阵列。射野影像系统是治疗计划执行阶段的重要质量保证工具,其主要功能是验证治疗摆位及计划剂量的验证。直线加速器可以选择安装 kV 级影像系统,能够开展锥形束 CT 成像。影像系统由一个 X 射线管和一个平板探测器组成,kV 级影像射束轴垂直于治疗射束轴。另一种选择是采用一台直线加速器和一台 CT 机共用一张治疗床。第三种选择是利用 MV 射束和 EPID 生成的 CT 影像,其成像所用射束的能量因生产商不同而存在差异,有些设备直接使用患者治疗时能量,而有些是使用经过衰减后的低能射束。

（六）临床特点

常规加速器能量一般包含多挡,能量范围宽。X 射线范围可在 6~25MV,电子束可在 4~25MeV。X 射线多用于治疗较深部肿瘤,电子束用于治疗表浅肿瘤,使得医用电子直线加速器适用于全身各部位肿瘤的常规放射治疗。并且医用直线加速器设计有完善的多级安全联锁,以确保患者、工作人员和设备的安全运行。整机采用计算机控制,操作软件采用图形界面,操作更简便。

二、螺旋断层放射治疗设备

（一）基本原理

螺旋断层放射治疗（TomoTherapy）设备是将 6MV 直线加速器安装在 CT 滑环机架（与诊断 CT 使用相同的技术）上,其孔径最大可达 85cm,基本可满足各种治疗体位要求。此设备可以环绕机械等中心做 360° 连续旋转照射,同时治疗床进床,产生一个螺旋形照射通量图,能够满足长靶区的治疗。同时连续的螺旋照射方式解决了层与层衔接处剂量不均匀的问题。此设备配有气动 MLC,通过压缩空气来驱动 MLC,从而提高了叶片运动速度。该叶片在等中心处的投影宽度为 0.625cm,与传统对头排列的 MLC 不同,此设备的 MLC 是交叉排列,能在任意位置形成孤岛野;叶片通过凹凸槽结构互锁,减少叶片间漏射。该设备采用同源低能量的 MV 射线,结合氙气探测器进行 CT 成像,可以获得高质量的兆伏级 CT 图像（MVCT）。MVCT 以较低的扫描剂量（约 1cGy）在患者每次治疗前进行 CT 扫描,获得患者的 3D 影像。同时氙气探测器具有高度灵敏性,能够探测到每个直线加速器的脉冲,因此也可以用于剂量验证及剂量反推重建。

（二）基本结构

螺旋断层放射治疗系统包括以下主要部分：计划工作站、优化服务器、数据服务器、操作工作站、状态控制台、电源控制面板、摆位控制面板、旋转机架组件、患者治疗床、照射执行系统、照射实施系统软件以及安全系统。其中照射执行系统主要由直线加速器、两级准直器、多叶光栅、探测器、主射野挡铅等硬件组成（图2-7）。

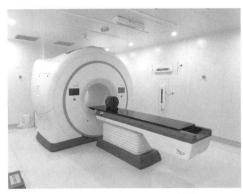

图2-7　TomoTherapy 结构

（三）临床特点

1. TomoTherapy 是一种新兴的放射治疗设备，可实现 3DCRT、IMRT、IGRT 等放疗技术。机架旋转的同时，治疗床沿轴向同步前进穿过机架。

2. 该放射治疗系统的成像和治疗采用同一放射源，在放疗前采集 CT 数据，其图像质量较 kV 级图像采集系统差。

3. 螺旋断层放疗一般不受治疗范围大小和肿瘤位置限制，可同时照射多个靶区，甚至可以实现全身调强治疗。其全身大范围照射的显著优势是治疗过程中无需患者移动或重新调整体位。

4. 该治疗设备能量单一，治疗用时长，维护成本高。

三、基于机械臂放射治疗设备

射波刀（cyberknife）是目前基于机械臂的放射治疗设备主流机型，也是一种新型立体定向放射外科治疗设备，它结合了图像引导靶区定位、机器人执行照射、小型直线加速器、呼吸运动动态补偿、射线束聚焦照射等技术。

（一）基本原理

小型直线加速器安装在由计算机控制的 6 个关节机械臂上，可以从不同方位对靶区沿不同轨道围绕患者自由运动并进行照射。放射治疗过程中，影像引导实时跟踪系统和同步呼吸追踪系统持续监测病灶的运动，指导机械臂带动 6MV 直线加速器（X 射线）追踪靶区。射波刀重复性好，精确度高，创伤小且适应面广，可进行正/逆向治疗计划，也可做分次治疗。射波刀是目前全世界唯一整合机器人和影像监控系统的立体定向放射治疗设备。

（二）基本结构

射波刀主要由目标定位系统、靶区追踪系统、操作控制系统、数据管理系统（CDMS）、治疗计划系统、直线加速器系统、机械臂系统、治疗床、电源分配单元、控制柜、不间断电源、监视器、对讲机等部分组成(图 2-8)。

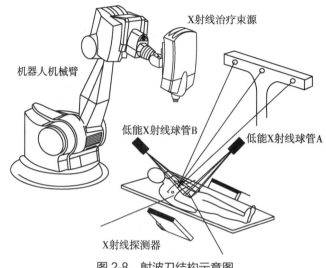

图 2-8 射波刀结构示意图

(三)临床特点

1. 射波刀可以产生多种在其他放射治疗设备难以实现的剂量分布,可以实现头部横断面上如椭圆、扁圆及扁长圆的剂量分布。通过选取在照射路径上的不同点及最优化的权重,可以加强重要器官的保护。

2. 与调强放射治疗和常规的放射外科系统比较,射波刀系统更灵活。在设计治疗计划和实施治疗时,它可提供非等中心照射,改善适形性,提供均匀和非均匀剂量分布;可以进行分次治疗;也可以利用实时影像系统监测患者和追踪靶目标。

3. 射波刀治疗设备能量单一,治疗用时长,维护成本高。

四、术中放射治疗设备

术中放疗(intra-operative radiation therapy,IORT)是在手术中,将瘤床、未能完全切除、未切除肿瘤及周围淋巴结充分暴露,同时把周围正常组织牵拉到照射野外,用照射筒对准肿瘤区进行一次大剂量照射,最大限度杀灭肿瘤细胞,减少正常组织损伤的一种治疗方法。术中放射治疗设备可用电子束或低能 X 射线,电子束能量一般为 1~12MeV,X 射线能量一般低于 50keV。术中放疗设备一般具有重量轻、移动灵活、无需特殊防护的特点(图 2-9)。

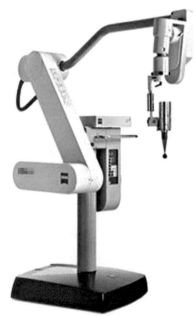

图 2-9 术中放射治疗设备

第二节 装有放射源的治疗设备

一、钴-60 治疗机

自 1951 年第一台钴-60 远距离治疗机(图 2-10)在加拿大生产以来,经过几十年的发展,新型的钴-60 治疗机不但可以完成等中心照射、弧度照射等功能,还可以实现适形放射治疗,曾一度成为我国最主要的放射治疗设备,近年来逐渐被医用电子直线加速器代替。

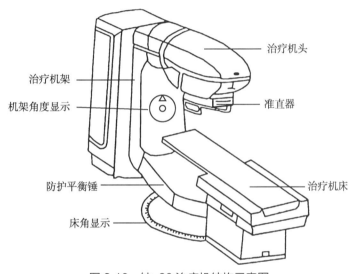

图 2-10 钴-60 治疗机结构示意图

(一) 基本原理和基本结构

封装好的钴源,通常由 1mm×1mm 的柱状源集合在一个不锈钢圆筒形源套内,其源套安装在治疗机头内。钴源通常置于长 6~8cm 的钢柱中心,底面裸露。其目的是便于使用、防护和更换。平时钴源被存储在机头的"源容器"内。钴源采用气动结构来推动,治疗时将钴源筒推出 300mm,停留在照射窗口处,通过准直器与遮挡装置进行照射治疗。当定时照射结束后(用定时钟控制治疗时间),钴源筒便主动退回,将钴源稳定、可靠地停放在"源容器"内。钴源因不断衰变,放射性活度逐渐减小,治疗时间延长,所以需要定期更换。每次换源后,由于源的物理、几何参数都发生了变化,需要对新换的源进行剂量学测定。

钴-60 治疗机按结构分为固定式和旋转式两种,固定式是早期产品,后被旋转式逐步替代。旋转式钴-60 治疗机的机架可以做 360° 旋转,可以做等中心治疗、切线野照射、弧形照射等多种治疗,源到等中心的距离为 80cm 或 100cm。为使放射源能在关机储存和开机照射状态之间自如切换,治疗机头内必须安装遮线器装置。当遮线器处于开机位时,射线束通过一定方向射出进行治疗;当遮线器处于关闭位时,射线束被屏蔽,只允许防护规定以内的少部分射线漏出。

准直器限定照射野大小以适应治疗需要,一般设计成一级准直器和二级准直器,一级准直器用来限定钴-60治疗机的最大照射野,不能调节。二级准直器采用可调式准直器和复式结构以减少几何半影。

治疗机架是机器的支撑装置,将机器的所有部件连在一起,并且也是等中心技术的基本组成部分。治疗床可以垂直升降,方便患者上下床,前后左右可以灵活移动,方便进行身体各部位治疗的摆位。还配有计时器及运动控制系统、辐射安全及联锁系统。

（二）临床特点

1. 钴-60治疗机与kV级治疗机具有下列优点:

（1）穿透力强,具有较高的百分深度剂量。

（2）保护皮肤,钴-60射线最大剂量在皮肤下4~5mm处,表面剂量相对较小。

（3）钴-60射线与物质的作用以康普顿效应为主。骨和软组织有同等吸收剂量,当射线穿过正常组织时,不致引起骨损伤。

（4）旁向散射小,有利于保护射野边缘外的正常组织。

（5）经济、可靠,结构简单,维修方便。

2. 钴-60治疗机与加速器相比,具有下列不足:

（1）钴-60治疗机能量单一,其能量相当于1.25MeV,不能完全满足临床的需要。

（2）钴-60半衰期短（5.27年）,需定期更换钴源。

（3）钴-60属放射性核素,持续有射线释放,关机状态下也会有少量漏射,工作人员受照射剂量高。

（4）钴-60深度剂量偏低,为了提高深处的剂量,必须提高外照射剂量,造成全身剂量增加。

（5）钴-60半影较大,射野外的正常组织受照射剂量较高。

二、伽马刀

（一）基本原理

使用钴-60作为放射源的立体定向放射外科系统简称为"伽马刀"。它是一种融合现代计算机技术、立体定向技术和外科技术于一体的治疗设备。它将数十个,甚至一两百个钴-60小源发出的γ射线通过引导、准直、限束、聚焦于病灶,使靶区汇聚更高的剂量,一次性地摧毁病变组织,而靶区周围剂量迅速跌落。靶区周围组织几乎不受放射线的损害,其对病灶的摧毁作用类似于手术刀切除,故形象地被称为"刀"。伽马刀是一种无创伤、精确安全、疗效好的微创治疗技术。为保证伽马刀焦点有足够大的输出剂量率,钴-60要定期更换。

γ射线具有以下的物理特性和放射生物学效应:

1. γ射线穿透力强,适用于治疗深部病变。

2. 钴-60产生的γ射线最大吸收剂量在皮下0.5cm,对皮肤有保护作用。

3. 骨组织吸收剂量小,不会引起骨损伤。

4. 产生次级射线较少,全身反应小,安全性高。

（二）临床特点

1. 治疗相对安全,对正常组织的损伤很小、避免了手术带来的严重并发症和功能障碍。对于颅内深部病灶、神经功能密集区及邻近重要中枢神经病灶的治疗更有优势。

2. 剂量分布集中,靶区内剂量高且不均匀,同时靶区周围剂量跌落快,适形度好,可通过选择不同的准直器来适应不同病灶体积和形状。头部伽马刀可以对颅内肿瘤和功能性疾病进行治疗。体部伽马刀可以对体部肿瘤进行适形、分次、大野等方式治疗。

3. 精确定位,头部伽马刀采取骨性固定头部定位支架的方式,综合误差不超过 0.5mm。体部伽马刀采用负压定位床和其他加压装置共同配合的固定方式,设备的综合误差控制在 2mm 以内,可满足临床应用的需要。

4. 设备的可操作性强,采用计算机等设备进行治疗计划和评估。

三、后装治疗机

(一) 基本原理

近距离放疗是将密封的放射源(封装的放射性核素)通过体腔、管道,组织间插植或敷贴等方法置于肿瘤附近,插植到肿瘤内部或放置在瘤体表面直接实施照射的一类放射治疗手段。计算机技术和自动控制技术的不断发展,推动了近距离放射治疗技术。现代近距离后装治疗机常用的放射源为铱 -192。

近距离后装治疗是将施源器放置于人体自然管腔内、瘤体表面或用插植针插植到瘤体内,再通过计算机控制系统,将放射源送入施源器,直接在瘤体表面或瘤体内部进行放疗。所谓"后装"就是医生先将施源器植入患者的治疗部位,使用"假源"通过 X 射线影像技术,检验施源器位置准确无误后,再由技术人员远程操作,通过机械驱动方式将放射源送入施源器内实施治疗。

(二) 基本结构

近距离后装治疗机(图 2-11)主要包括:放射源、各种施源器、源室、驱动单元、治疗计划系统以及操作控制系统。

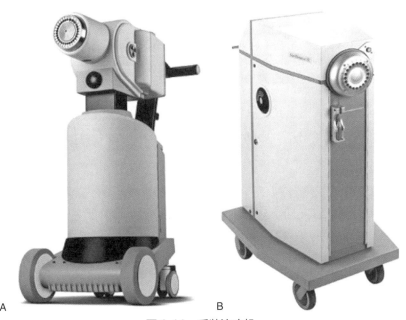

图 2-11　后装治疗机

1. **放射源** 在使用放射源做治疗时,需要考虑两个因素:使用的放射性核素和放射源的物理形态。放射性核素决定辐射能量、半衰期、半价层(HVL)等。放射源的物理形态决定源的尺寸及是否密封。^{192}Ir通常用于高剂量率后装(HDR)治疗以及暂时性组织间植入,它的半衰期为73.8d,平均能量为0.38MeV。在铅中半价层为25mm。^{192}Ir的比活度约为450Ci/g,密度为22.4g/cm^3。由于高比活度和高密度的特点,可以制成体积小、活度高的放射源,非常适合在HDR系统中使用。作为后装治疗源的^{192}Ir一般长为5mm,直径为2mm,活度可以高达10Ci。

2. **施源器** 施源器是置入体内的可容纳放射源的装置(图2-12),针对不同的治疗部位、治疗目的,其形状各不相同,治疗时放射源由计算机控制步进电机驱动放射源,体外通过施源器送入体内计划位置进行放射治疗。

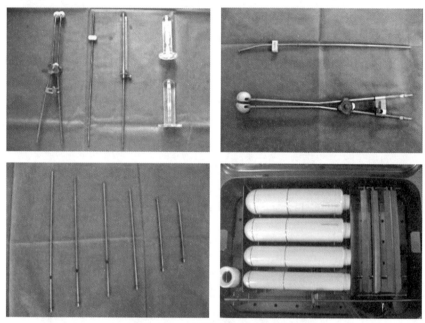

图2-12 后装治疗机各种施源器

3. **源室及驱动单元** 用于收放放射源的装置,放射源收放电机受治疗计划系统控制。

4. **治疗计划系统** 模拟放射源在体内形成的照射剂量分布,计算靶区剂量及放射源在体内各点驻留时间的计算机系统。

（三）临床特点

1. 计算机精确控制,实现理想的剂量分布。

2. 利用高活度铱-192可以实现高剂量率治疗,缩短照射时间。

3. 铱-192源随时间衰变,需要定期换源。

4. 此设备较小,重量较轻,维护相对简单。

第三节　质子重离子加速器

一、基本原理

质子是氢原子失去一个电子后带正电的粒子,重离子是指氮、碳、硼、氖、氩等原子序数 ≥2 的原子核失去全部或部分核外电子后带正电的粒子。质子重离子与组织的相互作用主要是通过与原子核外轨道电子的碰撞损失能量。质子重离子进入人体后,在行进中转移给组织的能量反比于其运动速度的平方,越接近射程末端,能量损失越多。单能质子重离子的射程分散很小,在径迹终点处形成一个尖锐的剂量峰,即布拉格(Bragg)峰(图 2-13),峰值前的剂量约为峰值剂量的 20%,且峰值后的剂量很小。用质子重离子束对肿瘤治疗时,利用 Bragg 峰特性使得肿瘤前面的正常组织损伤较小,同时几乎不杀伤肿瘤后面与侧面的正常组织。但由于质子重离子的 Bragg 峰范围很窄,必须用调能器将其展宽,展宽后的质子束称为展宽布拉格峰(spread out bragg peak,SOBP)。随着峰区的展宽,峰区前的坪区剂量也提高了很多。为了得到较高的治疗增益比,质子治疗也采用多野照射。

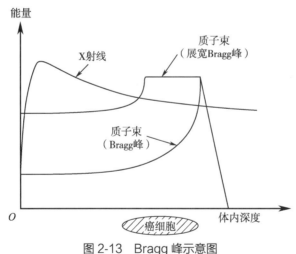

图 2-13　Bragg 峰示意图

二、基本结构

以医用质子加速器为例,其种类主要有:质子回旋加速器、质子同步加速器、质子直线加速器等。

(一)质子回旋加速器

1. 质子回旋加速器原理　质子回旋加速器可以通过低电压对带电粒子进行多次加速来代替通过高电压对带电粒子进行一次性加速(图 2-14),从而使粒子获得很高的速度。回旋加速器的主体是一个磁铁,在磁铁中心处有一个质子粒子源,先将氢气进行游离,成为一个氢离子,这个氢离子即是一个带正电的质子。在磁铁上下磁极面之间安放 D 形真空盒,形成垂直磁场,对束流具有旋转和聚焦双重作用。D 形真空盒内有两个间隙,在间隙间加有 60~300kV 高频电压。质子每次通过此间隙,就得到加速。当这样旋转成千上万次后,质子就可获得很高的能量。随着质子能量增加,其旋转半径随之增加,质子的运动轨迹是从中心到外圆且半径不断增加的回旋旋转曲线,故而称为回旋加速器。质子在外圈的运动路径要比在内圈时的路径长,同时,质子能量也变大,旋转速度也变大,从而保持束流每转一圈的时间始终不变,因此称为等时性回旋加速器。

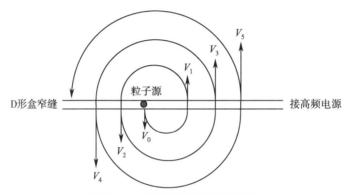

图 2-14 回旋加速器原理示意图

2. 质子回旋加速器组成

(1)粒子源:位于磁场的中心,产生质子。

(2)高频加速电场系统:由高频功率源、传输线和一对 D 形盒组成。

(3)磁场系统:由磁极、磁轭和励磁线圈组成。上下磁极间放置真空室,D 形盒装在真空室内。

(4)束流偏转引出系统:装在 D 形盒外边缘,偏转电极使质子束偏离螺旋线轨道向外引出。

(5)真空系统:质子的加速和输运都必须在真空中进行。真空泵抽取气体保证真空室和管道达到必要的真空度。此外,回旋加速器还有控制、水冷、供电等辅助设备。

(二) 质子同步加速器

在同步加速器中磁场随质子能量增加而增加,以保证质子在一个环形区域内做回旋运动(图 2-15)。磁铁按照一定的周期结构分布在环上,重量大大减轻。在环上安放一个或几个高频加速腔以加速质子。当磁场较低时,适当能量的质子注入到环形的真空室里。在质子受到加速的同时,磁场逐渐增强,以保持质子轨道曲率半径为恒定值。随着质子能量和磁感应强度的增加,质子的回旋频率也增加。

同步加速器的磁场变化范围有一定的限制。最高磁感应强度取决于磁铁材料所允许的饱和值,最低磁感应强度取决于剩磁值。在低磁场时,剩磁不均匀性将造成质子轨道畸变,因此质子注入能量不能过低,通常利用一台质子直线加速器作为注入器,利用注入系统将注入器产生的质子束注入同步加速器。如果注入时间近似等于质子回旋 1 周的时间,这种注入称为单圈注入。单圈注入的质子数较少,我们也可以延长注入时间,这种注入称为多圈注入。多圈注入可以提高同步加速器的束流强度,同时也造成束流的发射长度增长。为了避免这种发射度增长,可以采用负氢离子注入的方法,这时注入系统中需要安装能剥离电子的转换膜。直线加速器加速的负氢离子通过转换膜变为质子。由于质子和负氢离子是不同的粒子,束流发射度将不会增长。

质子同步加速器有两种引出束流的方法:快引出和慢引出。快引出是在短于质子回旋1周的时间内引出全部质子。慢引出是使质子发生共振从而缓慢地将其逐渐引出。由于质子治疗一般希望获得宽脉冲,因此质子治疗同步加速器常使用慢引出。

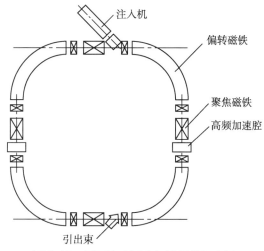

图 2-15　质子治疗同步加速器的示意图

(三) 质子直线加速器

质子直线加速器也利用高频电场加速带电粒子(图2-16),与回旋加速器和同步加速器不同,在直线加速器中束流沿直线运动,粒子依次通过一系列加速而获得所需要的能量。直线加速器的优点是束流强度高,粒子的注入和引出容易,可以分期分段建造,逐步提高最终输出能量。

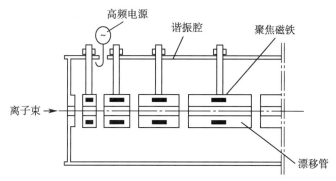

图 2-16　质子直线加速器示意图

质子直线加速器可以通过关闭部分加速腔的高频功率源和改变输入功率来调节质子能量。这种加速器的束流性能非常优良,束流发射长度比其他加速器小得多,因此束流输运系统中的磁铁和转动机架的重量可以大大减轻,造价也能显著降低,这是它的重要优点。

三、临床特点

质子回旋加速器的主要优点:一是操作方便,稳定可靠;二是产生连续束,而且流强调节方便,因此适用于各种散射式与扫描式的束流配送系统;束流强度相当充裕。它的主要缺点是:束流品质相对较差,特别是由于它的输出能量不可调,有时需要用吸收体大幅度降低能量,使束流品质更加恶化,对临床治疗有一定影响。

质子同步加速器与质子治疗回旋加速器相反,它的主要优点是:一是输出能量可调;二是束流品质比回旋加速器好。它的主要缺点:一是操作较为复杂;二是慢引出获得的宽脉冲顶部往往不平坦。

重离子加速器与质子加速器原理基本一致,但与质子相比,其线性能量密度(LET)、相对生物效应(relative biological effectiveness,RBE)和氧增比(oxygen enhancement ratio,OER)皆优于质子,而且剂量分布优势(Bragg 峰)更为显著,所以辐射剂量可更多地沉积到人体深部的恶性肿瘤内,对肿瘤细胞更具杀灭性。重离子在治疗中表现出一系列的优点:治疗精度高(mm 量级)、剂量相对集中、照射治疗效率高、对肿瘤周围健康组织损伤更小、治疗过程中可实时监测,在放疗中更被看好。但其对技术和设备的要求更高,人力成本更大,其临床试验起步较晚。除美国、日本、德国等国家启动重离子临床治疗之外,由中国科学院近代物理研究所研发的,我国拥有自主知识产权的首台碳离子治疗系统已获批,于 2020 年开始投入临床应用。

(侯 勇 王鹏程)

第三章

X(γ)射线剂量学

在掌握了 X(γ) 射线与物质的相互作用等相关知识后,本章介绍射线在模体内的剂量分布及计算方法,为放疗剂量计算、计划设计打下基础。重点讲解 X(γ) 射线的剂量分布参数,包括百分深度剂量、组织空气比、组织最大比等物理量及其特点和影响因素;X(γ) 射线射野在三维空间剂量分布的参数包括等剂量分布图和离轴比。并简单介绍各参数在不规则轮廓及不均匀组织中的校正,以及应用越来越广泛的小野剂量学等内容。

第一节 模 体

模体由能够模拟人体组织与射线相互作用的人体组织等效材料制作而成,是用来进行剂量分布测量的模具。在理想情况下,对于软组织或水的等效材料必须有相同的有效原子序数、每克原子数和质量密度。在 MV 级 X(γ) 射线中,由于康普顿效应占主导作用,要求等效材料与水有相同的电子密度。模体通常分为标准模体、均匀模体和仿真人模体等。

1. **标准模体** 是长、宽、高均为 30cm 的立方体水模,用于剂量测量和对比,通常剂量分布数据都是在水模体中测量得到。水模体对射线的吸收和散射作用与人体肌肉和软组织近似。

2. **均匀模体** 通常是由水等效材料(固体水)制成的不同厚度的模体,横截面一般为 30cm × 30cm(图 3-1),可以用固体水代替标准水模。制作固体水的材料一般是聚苯乙烯、丙烯酸等。固体水模体可以快速组合成不同厚度来进行各种深度的测量。

3. **仿真人模体** 除了均匀模体,放射治疗还需要使用仿真人模体进行剂量计算和测量。仿真人模体分为均匀和不均匀模体两种。均匀仿真人模体是用均匀的固体组织替代材料加工成标准人体形状或组织器官形状的模体;不均匀仿真人模体是用各种人体组织(骨、肺等)的替代材料制成的具有各种不同组织器官的模体。仿真人模体主要用于实际人体内的剂量学研究(图 3-2)。

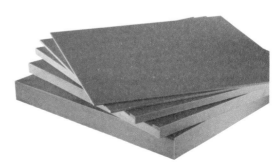

图 3-1 固体水材料制成的均匀模体

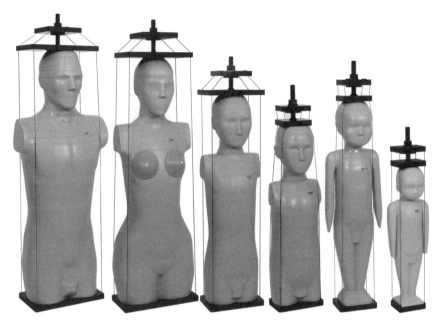

图 3-2　仿真人模体

第二节　射野剂量学有关概念和定义

（一）射线源（source）

无特别说明时，射线源通常指放射源的前表面中心或产生射线的靶面中心。

（二）射野中心轴

射线束的中心对称轴，临床上通常表示为源中心和照射野中心的连线。

（三）照射野

射线束经准直器后垂直通过模体与模体表面的截面积即照射野。临床剂量学规定模体内给定等剂量曲线（如 50% 等剂量曲线）的延长线交于模体表面的区域为照射野的大小。

（四）参考点

模体表面下射野中心轴上的某一个点作为剂量计算或测量参考的点。模体表面到参考点的深度为参考深度，记为 d_0。对高能 X（γ）射线，参考点取在模体表面下射野中心轴上最大剂量点的位置（$d_0=d_m$）。

（五）校准点

射野中心轴上用于校准的测量点，深度记为 d_c。

（六）源皮距（source skin distance，SSD）

射线源到模体表面照射野中心的距离。

（七）源轴距（source axis distance，SAD）

射线源到机架旋转轴或机器等中心的距离。

（八）源瘤距（source tumor distance，STD）

射线源沿射野中心轴到肿瘤内感兴趣点的距离。

（九）物理半影

分为几何半影、穿射半影和散射半影（图 3-3）。

1. 几何半影　放射源具有一定尺寸，在射野边缘形成渐变的剂量分布导致的半影。几何半影与放射源的大小、放射源至准直器的距离有关，可通过减小源的尺寸降低几何半影的影响。距离体表任何深度（d）的半影（DE）可通过考虑两个相似三角形方法确定（图 3-3A）。

$$\frac{DE}{AB} = \frac{CE}{CA} = \frac{CD}{CB} = \frac{MN}{OM} = \frac{OF+FN-OM}{OM} \qquad （式 3\text{-}1）$$

令 AB=s（放射源的直径）；OM=SDD（放射源至准直器的距离）；OF=SSD（源皮距）；得到深度 d 的半影（DE）是：

$$DE = \frac{s(SSD+d-SDD)}{SDD} \qquad （式 3\text{-}2）$$

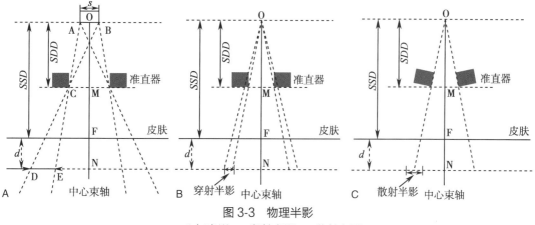

图 3-3　物理半影
A. 几何半影；B. 穿射半影；C. 散射半影。

2. 穿射半影　准直器的内表面与射线束中心轴平行，射线穿过准直器，形成渐变的剂量分布导致的半影（图 3-3B）。准直器的开口越大，边缘射线束倾斜度越大，穿射半影范围越大。采用弧型端面设计的准直器可减少或消除穿射半影的影响。

3. 散射半影　射野内散射线对射野边缘剂量分布造成的影响，形成散射半影（图 3-3C）。射野边缘离射野中心越远散射线越少，半影越小。散射半影无法消除，其大小主要决定于射线质。高能 X（γ）射线，侧向散射线份额少，所以散射半影小；低能 X 射线的散射线各向同性，因此散射半影比较大。

第三节　射野中心轴的剂量分布

射线入射人体后，剂量吸收随入射深度的变化而变化。这种变化主要与射线能量、入射深度、射野尺寸和 SSD 相关。剂量计算要考虑百分深度剂量、组织空气比、组织模体比和组织最大比等参数，这些数据通过在水模体中测量或计算得到。

一、百分深度剂量

百分深度剂量（percentage depth dose，PDD）定义为射野中心轴上深度 d 处的吸收剂量率与射野中心轴上参考深度 d_0 处的吸收剂量率之比：

$$PDD = \frac{\dot{D}_d}{\dot{D}_{d_0}} \times 100\% \qquad\qquad (式 3\text{-}3)$$

对于中低能 X 射线，参考深度通常在表面（$d_0=0$），对于高能 X（γ）射线，参考深度一般取在最大吸收剂量点（$d_0=d_m$）。

（一）剂量建成区

PDD 曲线从表面到最大剂量深度的区域称为剂量建成区（图 3-4），该区域内剂量随深度增加而增加，建成之后剂量随深度增加逐渐降低。剂量建成区的物理原因是：当高能光子入射到人体或模体时，在体表和皮下组织产生次级电子，次级电子要穿过一定深度至其能量耗尽才停止。因此造成在最大电子射程内由次级电子产生的吸收剂量随深度增加而增加，并在最大射程附近达到最大，形成剂量建成区。建成区后高能射线的强度随深度增加遵循指数衰减和距离平方反比规律下降，产生的次级电子随深度增加而减少。

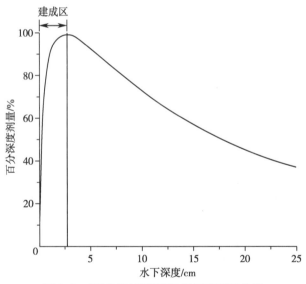

图 3-4　10MV X 射线的百分深度剂量曲线

（二）射线质

射线质是衡量射线穿透能力的表达方式。对于低能 X（γ）射线，常用半价层表示；对于高能 X（γ）射线，通常取 PDD 曲线上 20cm 深度处的剂量与 10cm 深度处的剂量比值（D_{20}/D_{10}）。

（三）射野大小对 PDD 的影响

当射野尺寸足够小时，光子穿过介质而没有相互作用，在这种情况下，散射光子对剂量贡献可以近似忽略，即认为其深度剂量由原射线造成。随着射野尺寸的增大，散射光子的剂量贡献增加,*PDD* 随之增加。射野增大初始时,*PDD* 随射野尺寸增加变化快,而当射野足够大后,散射线的贡献随射野尺寸的变化减小,*PDD* 随射野尺寸增加变缓。

（四）射线能量对 *PDD* 的影响

1. 对剂量建成的影响　随着射线能量的增加,建成区就会越发明显。对于中低能射线,剂量建成区在入射表面或者入射表面附近;对于高能射线,射线能量越高,最大剂量点的深度越深。因此产生了临床上的皮肤保护效应,即在使用高能 X（γ）线时,深处肿瘤得到较高剂量的同时皮肤剂量不会过高。

2. 对深部剂量分布的影响　最大剂量点之后(即剂量建成区后),*PDD* 随射线能量的增加而增加(图 3-5)。

X（γ）射线散射概率随射线能量的增加而减少,高能光子主要是向前散射,因此高能射线的 *PDD* 对射野尺寸的依赖性要低于低能射线。

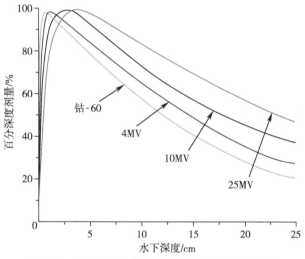

图 3-5　不同能量 X（γ）射线的百分深度剂量曲线

（五）射野形状对 *PDD* 的影响

临床治疗中,如果使用矩形野或不规则野,在其射野中心轴的 *PDD* 与某一个正方形野相同时,则称这个正方形野为矩形野或不规则野的等效方野。

Sterling 等曾提出一个简单的经验计算法则,即当矩形野和一个方形野的面积周长比相同时,认为两个射野等效。设矩形野的长、宽分别为 a 和 b,其等效方野的边长为 s,则有:

$$s = 2ab/(a+b) \qquad\qquad （式 3-4）$$

需注意,该方法仅适用于矩形野和正方形野的等效转换。

（六）源皮距对 *PDD* 的影响

源皮距不同,其他照射条件完全相同(图 3-6),剂量随深度变化主要由平方反比定律、指数衰减定律和散射决定,因此有:

$$PDD(d,r,f) = 100\% \cdot \left(\frac{f+d_m}{f+d}\right)^2 \cdot e^{-\mu(d-d_m)} \cdot K_s \qquad\qquad （式 3-5）$$

r 为射野大小,f 为源皮距,d 为照射深度,μ 是线性衰减系数,K_s 是散射因子,当忽略 K_s

的变化时，两个 PDD 之比称为 F 因子：

$$\frac{PDD(d,r,f_2)}{PDD(d,r,f_1)}=\left(\frac{f_2+d_m}{f_1+d_m}\right)^2\cdot\left(\frac{f_1+d}{f_2+d}\right)^2=F \tag{式 3-6}$$

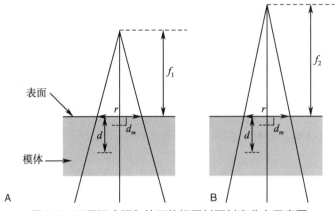

图 3-6　不同源皮距条件下的相同射野射束分布示意图

对于 $d>d_m$，当 $f_2>f_1$ 时，$F>1$；反之，当 $f_2<f_1$ 时，$F<1$，即 PDD 随源皮距的增加而增加。

临床放射治疗中，放射源与源皮距相比，尺寸足够小，可视作点源。一般情况下，治疗时选择在标准源皮距下进行治疗和剂量计算。当选择非标准源皮距条件治疗时，PDD 须转换为实际治疗选择源皮距时的百分深度剂量。

二、散射因子

介质中任一点剂量由原射线和散射线剂量构成。射线源发出的光子为原射线，散射线来自准直器散射和模体散射。准直器散射对输出剂量的影响类似于原射线，应当将其作为原射线能量的一部分。因此定义一个有效原射线，包括原射线贡献和准直器散射贡献。

（一）准直器散射因子

准直器散射因子 S_c 是空气中某个射野与参考射野（10cm×10cm）的输出剂量率之比。准直器散射因子可以用带有建成帽的电离室在空气中直接测定。

（二）模体散射因子

模体散射因子 S_p 是描述当射野尺寸变化时，模体内某一参考深度处的散射变化。定义为准直器开口不变时，参考深度处（如最大剂量深度）射野的剂量率与相同深度参考射野（10cm×10cm）的剂量率之比。

直接测量模体散射因子需要采用在模体表面附加额外挡铅的办法，在保持准直器开口相同时构成不同大小的射野，实践操作中测量难度大。通常采用理论计算的方式：

$$S_p=\frac{S_{c,p}}{S_c} \tag{式 3-7}$$

式中 $S_{c,p}$ 是准直器散射和模体散射造成的总散射校正因子，定义为某射野与参考射野（10cm×10cm）在模体中的输出剂量率之比。$S_{c,p}$ 可采用电离室在模体中直接测定。

三、组织空气比

组织空气比（tissue-air ratio，TAR）定义为模体中某一点的剂量（D_d）与空气中同一点剂量（D_{fs}）的比值：

$$TAR(d,r_d) = \frac{D_d}{D_{fs}} \qquad\qquad (式\ 3\text{-}8)$$

TAR 取决于深度 d 和该深度下的射野大小 r_d（图 3-7）。

TAR 随射线能量、深度、射野大小的变化与 PDD 相似，由其定义可知，组织空气比与源皮距无关。

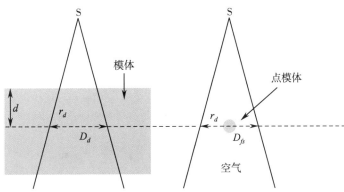

图 3-7　组织空气比 TAR 定义示意图

（一）反散因子

反散因子（backscatter factor，BSF）是指在射野中心轴上最大剂量深度处的组织空气比：

$$BSF = TAR(d_m, r_{d_m}) \qquad\qquad (式\ 3\text{-}9)$$

r_{d_m} 为深度 d_m 处的射野大小，反散因子取决于患者身体厚度、射线能量、射野面积和形状，但与源皮距无关。

（二）组织空气比和百分深度剂量关系

组织空气比可由百分深度剂量推导得出：

$$TAR(d,r_d) = PDD(d,r,f) \cdot BSF(r) \cdot [(f+d)/(f+d_m)]^2 \qquad (式\ 3\text{-}10)$$

r_d、r 分别为深度 d 和皮肤表面处的射野大小，f 为源皮距。

（三）散射空气比

散射空气比（scatter-air ratio，SAR）定义为模体内某一点的散射剂量率和该点空气中的吸收剂量率之比。与组织空气比相似，散射空气比与源皮距无关，但受射线能量、深度及射野大小影响。

四、组织最大比

百分深度剂量用于患者体内吸收剂量计算时，由于其对源皮距的依赖性，不能直接用于等中心照射的计算；而组织空气比和散射空气比虽然可以用于等中心照射的计算，但当射线能量高于 [60]Co 射线时，计算结果有很大误差，因此引入组织最大比（TMR）的概念。

（一）组织模体比和组织最大比

组织模体比（tissue-phantom ratio，TPR）定义为模体中射野中心轴上任一点的剂量率和空间同一点在模体中射野中心轴上参考深度 t_0 处同一射野的剂量率之比：

$$TPR(d,r_d) = \frac{D_d}{D_{t_0}} \qquad\text{（式 3-11）}$$

D_d 为模体射野中心轴上深度 d 处的剂量率；D_{t_0} 为空间同一位置参考深度处的剂量率，参考深度 t_0 通常为 5cm 或 10cm，r_d 是中心轴模体深度 d 处的射野大小（图 3-8）。

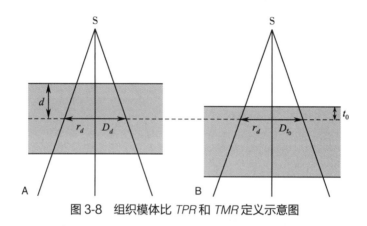

图 3-8 组织模体比 *TPR* 和 *TMR* 定义示意图

组织最大比（tissue-maximum ratio，TMR）是 *TPR* 的一种特殊情况，定义为模体中某点的剂量与该点在最大剂量深度处的剂量之比，即 $t_0 = d_m$：

$$TMR(d,r_d) = \frac{D_d}{D_m} \qquad\text{（式 3-12）}$$

D_m 为空间同一位置最大剂量深度处的剂量率。

对于特定的能量及组织深度，*TMR* 随射野大小的增加而增加，这种增加仅与模体散射有关，与准直器散射无关。零野的 $TMR(d,0)$ 主要由有效原射线造成，对于兆伏级射线有：

$$TMR(d,0) = e^{-\mu(d-d_m)} \qquad\text{（式 3-13）}$$

其中 μ 为有效线性衰减系数。

TMR 与 *PDD* 的关系是：

$$TMR(d,r_d) = \left(\frac{PDD(d,r,f)}{100}\right)\left(\frac{f+d}{f+d_m}\right)^2\left(\frac{S_p(r_{d_m})}{S_p(r_d)}\right) \qquad\text{（式 3-14）}$$

其中 $f = SSD$，$r_d = r \cdot \left(\frac{f+d}{f}\right)$，$r_{d_m} = r \cdot \left(\frac{f+d_m}{f}\right)$。

（二）散射最大比

和散射空气比类似，散射最大比（scatter-maximum ratio，SMR）用于计算介质中散射剂量，定义为模体中射野中心轴上任一点的散射剂量率和空间同一模体中射野中心轴上最大剂量点处有效原射线剂量率之比：

$$SMR(d,r_d) = TMR(d,r_d)\left(\frac{S_p(r_d)}{S_p(0)}\right) - TMR(d,0) \qquad\text{（式 3-15）}$$

对于 ^{60}Co 的 γ 射线，SMR 与 SAR 近似相等，对于高能 X 射线，SMR 需用上式计算得到。

五、剂量计算的临床应用

（一）SSD 照射技术

SSD 照射技术采用固定 SSD 照射，利用 PDD 进行剂量计算。放射治疗的机器通常被校准在参考深度 t_0，射野大小为 10cm × 10cm 时，每 MU 产生 1cGy 的剂量。对于某一肿瘤剂量 D_T，其在深度 d，射野大小为 r，机器所产生的机器跳数：

$$MU = \frac{D_T}{K \cdot PDD \cdot S_c(r_c) \cdot S_p(r) \cdot (SSD_f)} \qquad （式 3-16）$$

其中，K 值为 1cGy/1MU，r 为模体表面射野大小，r_c 为等中心处的射野大小，因此有：

$$r_c = r \cdot \frac{SAD}{SSD} \qquad （式 3-17）$$

需要注意的是，S_c 的射野大小定义在等中心处，S_p 与照射野大小有关。

SSD 因子表示为：

$$SSD_f = \left(\frac{SCD}{SSD + d_m}\right)^2 \qquad （式 3-18）$$

式中 SCD 为校准测量时源到测量中心的距离，所以如果测量是在标称源皮距处进行，则 $SSD_f = 1$。

例 3-1：直线加速器 4MV X 射线已被校准在参考深度为 1cm（最大剂量深度）时 1cGy = 1MU，SSD = 100cm，射野大小为 10cm × 10cm，计算 SSD = 100cm，剂量为 200cGy，深度 10cm，射野大小为 15cm × 15cm 时的 MU。已知：$S_c(15 \times 15) = 1.02$，$S_p(15 \times 15) = 1.01$，$PDD(10cm, 15 \times 15) = 65.1\%$。

由式 3-16 得：

$$MU = \frac{200}{65.1\% \times 1.02 \times 1.01 \times 1} = 298$$

例 3-2：条件如例 4-1，请计算将 SSD 改为 120cm 时的 MU。

在等中心处照射野大小为：$r_c = 15 \times \dfrac{100}{120} = 12.5cm$，$S_c(12.5 \times 12.5) = 1.01$，$S_p(15 \times 15) = 1.01$，

$SSD_f = \left(\dfrac{100+1}{120+1}\right)^2 = 0.697$，$PDD_{120} = 66.7\%$，由式 3-16 得：

$$MU = \frac{200}{66.7\% \times 1.01 \times 1.01 \times 0.697} = 422$$

（二）SAD 照射技术

SAD 照射技术采用 SAD 照射，利用 TMR 进行剂量计算。在等中心处剂量为 D_T，其在深度 d，射野大小为 r，机器所产生的机器跳数：

$$MU = \frac{D_T}{K \cdot TMR(d, r_d) \cdot S_c(r_c) \cdot S_p(r_d) \cdot (SAD_f)} \qquad （式 3-19）$$

其中：

$$SAD_f = \left(\frac{SCD}{SAD} \right)^2 \qquad\qquad \text{（式 3-20）}$$

例 3-3：等中心处，肿瘤剂量为 200cGy，深度 8cm，4MV X 射线，等中心处射野大小为 6cm × 6cm，$S_c(6 \times 6) = 0.97$，$S_p(6 \times 6) = 0.99$，机器校准在 $SCD = 100$cm，且 $TMR(8, 6 \times 6) = 0.787$，计算此时的 MU。

因为校准点选在 SAD，所以 SAD 因子为 1，由式 3-19 得：

$$MU = \frac{200}{0.787 \times 0.97 \times 0.99 \times 1} = 265$$

第四节　等剂量分布及剂量修正

上节介绍的百分深度剂量、组织最大比等仅仅表示射野中心轴深度剂量的分布，本节介绍射线在三维空间的剂量分布及剂量修正方法。

一、等剂量分布

（一）等剂量分布

将模体内 PDD 相同的点连接起来，形成等剂量曲线。这些不同百分深度剂量等剂量曲线按百分比增量刻画，形成射野的等剂量分布曲线（图 3-9）。

在指定深度处射野内的剂量变化，用射野离轴比（OAR）描述，定义为某一深度处射野中任意一点处的剂量率与射野中心轴上的剂量率之比，反映了垂直于射野中心轴的射野截面剂量分布（图 3-10）。

另一种描绘射野中剂量变化的方法是在垂直于射野中心轴的平面上绘制等剂量曲线（图 3-11），等剂量值在中心归一为 100%，不同的等剂量曲线表示其相对剂量，虚线表示射野几何边界。

等剂量分布有以下特性：

1. 等剂量分布中任何深度剂量在射野中心轴最大，向射野边缘逐渐减小。

2. 在射野边缘附近，剂量率迅速衰减，用半影区来描述剂量率的衰减。通常是在垂直于射线中心轴的平面内，以该平面射线中心轴交点处剂量为 100%，在该平面内 20%~80% 等剂量线所包围的范围称为半影区。

3. 除了射野的几何限制和侧向散射外，等剂量曲线还受机头的漏射影响。

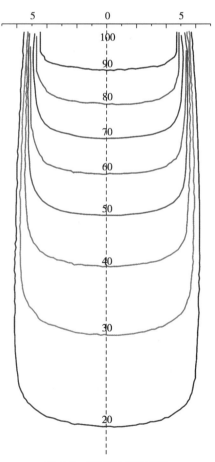

图 3-9　等剂量分布曲线

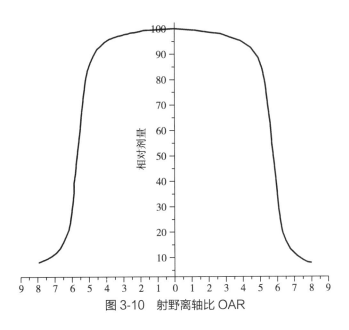

图 3-10　射野离轴比 OAR

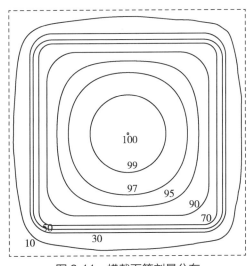

图 3-11　横截面等剂量分布

（二）能量对等剂量分布的影响

照射野的剂量分布受到射线能量、放射源尺寸、射野的大小、源皮距和射线源到准直器的距离等的影响。

沿射线中心轴,剂量分布与射线能量有关。随着能量的增加,原等剂量曲线深度随之增大。同时,射野能量也影响等剂量曲线的形状和边缘。

不同能量的 X（γ）射线在射野边缘剂量分布不相同(图 3-12)。由于准直器能够阻挡几乎全部射线,因此 200kV X 射线的等剂量曲线在边缘突然中断;而 ^{60}Co 的 γ 射线和高能 X 射线无法被准直器全部阻挡。低能 X 射线的散射向各个方向,而高能射线的散射主要向前,随着能量的升高,等剂量曲线由低能的弯曲逐步平直。低能射线的横向散射较多,使其射野外的等剂量曲线凸起,并随射野的增大而增加,高能射线随射野改变不明显。

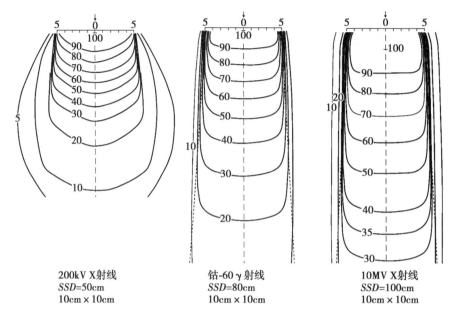

200kV X射线
SSD=50cm
10cm×10cm

钴-60 γ 射线
SSD=80cm
10cm×10cm

10MV X射线
SSD=100cm
10cm×10cm

图 3-12　不同能量射线的等剂量分布曲线

（三）半影效应对等剂量分布的影响

几何半影与射线源的大小、射线源至准直器的距离有关。对 ^{60}Co 的 γ 射线来说(受几何半影影响最大),半影越大,射野边缘等剂量曲线的弯曲越明显。高能 X 射线由于电子撞击的靶体积很小,几何半影几乎为零,但因漏射和侧向散射,穿射半影和散射半影仍对等剂量分布造成影响。

（四）射野平坦度和对称性

射野平坦度:依照照射野的几何大小,在射野大小的 80% 宽度范围内,最大剂量点与最小剂量点的剂量值之差与两者平均值之比。

射野对称性:在射野大小的 80% 宽度范围内,偏离射野中心轴等距离两个点的剂量最大差值与射野中心轴上的剂量值之比。

二、楔形照射野

临床放射治疗中,经常会需要用到特殊形状的等剂量曲线,这时需要将均整器或射线吸收材料放在射线照射野的路径上来调整等剂量曲线分布。最常用的射野修正装置是楔形滤过器(简称楔形板)(图 3-13)。楔形板通常用高密度材料(铜或铅)做成楔形挡块,表面通常装有透明的塑料托盘,方便楔形板在精准的位置插入射野。楔形板要距离患者皮肤 15cm 以上,以避免皮肤剂量过高。

楔形板存在薄厚两端,使等剂量曲线分布具有一定斜度,通常用楔形角 α 来描述这个斜度。随着深度增加,射线散射越来越多,能量逐渐降低,因此楔形野的等剂量曲线并不彼此平行,需要专门指定某个参考深度的夹角定义楔形角 α。通常在 10cm 参考深度处的某一条等剂量曲线与 1/2 射野宽的交点连线通过射野中心轴垂直线的夹角定义为楔形角（图 3-14），且需要注意楔形角 α 不等于楔形板的实际物理楔角。

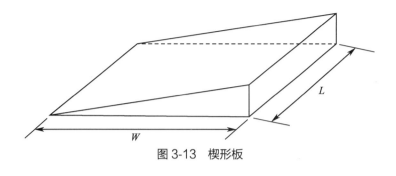

图 3-13　楔形板

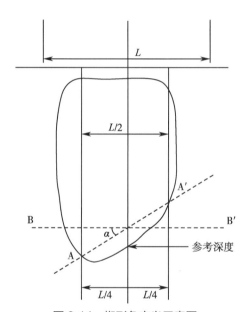

图 3-14　楔形角定义示意图

（一）楔形因子

楔形板是由高密度的材料制作而成，不仅改变了等剂量曲线分布的形状，也降低了射野的输出剂量。楔形因子定义为有无楔形板时射野中心轴上某一点剂量之比：

$$F_w = \frac{D_{dw}}{D_d} \qquad\qquad (式\ 3\text{-}21)$$

D_{dw} 是加楔形板后射野中心轴上某一点的剂量率，D_d 是不加楔形板时射野中心轴上同一点的剂量率。

楔形因子一般在楔形角 α 定义的参考深度，即在 10cm 的位置测量获得。

（二）对射线能量的影响

楔形板可以滤过一部分低能光子使射线质硬化，^{60}Co 的 γ 射线是单能的，因此不受影响。

楔形野的百分深度剂量 PDD_W 为模体中楔形野中心轴上某一深度处的吸收剂量率 D_{dw} 与某一固定参考点处吸收剂量率之比。固定参考点为无楔形板时，一般取同大小射野的最大剂量深度，该点吸收剂量率为 D_m，因此楔形板的百分深度剂量 PDD_W 为：

$$PDD_W = \frac{D_{dw}}{D_m} = \frac{D_d \cdot F_w}{D_m} = PDD_{open} \cdot F_w \qquad \text{（式 3-22）}$$

PDD_{open} 为平野的百分深度剂量。

（三）一楔合成

传统使用的楔形板仅有 15°、30°、45° 和 60° 4 种楔形角，不能满足临床需求，因此可以采用一楔合成式楔形板，即只用一个 60° 楔形角的楔形板，楔形野和平野按一定比例照射，即可合成一个 0° 到 60° 间任意楔形角的楔形野。

设主楔形板的楔形角为 α_n，合成后的楔形野的楔形角为 α，二者关系为：

$$tan\alpha = K \cdot tan\alpha_n \qquad \text{（式 3-23）}$$

K 为平野剂量 D_{open} 和主楔形野剂量 D_{α_n} 的配比：

$$K = \frac{D_{\alpha_n}}{D_{\alpha_n} + D_{open}} \qquad \text{（式 3-24）}$$

一楔合成后的楔形因子可以由开野和主楔形野的剂量配比 K 以及主楔形野的楔形因子 $F_{W_{an}}$ 推出：

$$F_{W_\alpha} = F_{W_{an}} / \left[(1-K) \cdot F_{W_{an}} + K \right] \qquad \text{（式 3-25）}$$

（四）动态楔形板

固定楔形角的楔形板（包括一楔合成的楔形板）称为物理楔形板，物理楔形板对射线质有一定影响，并且使射野输出剂量率减少，照射时间加长。动态楔形板是在射野照射的同时利用独立准直器的运动实现楔形野的功能。

（五）楔形野照射技术

楔形板在放射治疗中有着重要的作用。当两个射野交角照射时，在射野重叠部分剂量分布非常不均匀，通过在射野中加入合适的楔形板，并使两野的楔形板厚端相邻，调整射野内剂量分布。两楔形野交角照射时，楔形角的选择为：

$$\alpha = 90° - \theta / 2 \qquad \text{（式 3-26）}$$

θ 为两楔形野中心轴交角。

三、人体曲面和组织不均匀性修正

本章前几节涉及参数均假设在一个具有均匀密度和立方体形状的标准水模体或均匀模体中测量，而真实人体与这种均匀模体是有区别的。真实人体的形状和大小是完全个体化的，真实人体由肌肉、脂肪、骨、气体空腔和肺组织等各种具有不同密度的组织组成。在临床计算中，将均匀模体中测量计算得到的数据应用到人体时，需要进行针对人体曲面和不均匀组织的校正工作。

（一）人体曲面的校正

1. 组织空气比或组织最大比法 该方法的原理是组织空气比或组织最大比不依赖于源皮距。假设在 A 点（图 3-15）的皮肤表面填充了 h 厚度的组织填充物，A 点校准后的 PDD（PDD_{corr}）等于：

$$PDD_{corr}=PDD_{uncorr} \cdot \frac{TAR(d,r_A)}{TAR(d+h,r_A)}$$ （式 3-27）

r_A 为深度 d 处的射野宽度，PDD_{uncorr} 为平野的 PDD。

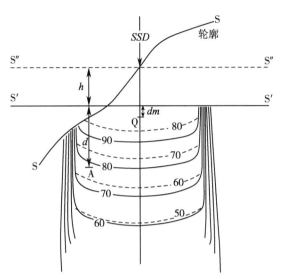

图 3-15　不规则表面剂量分布的校准方法

2. 有效源皮距法　A 点深度为 d，d_m 是射线在组织内的最大剂量深度：

$$PDD_{corr}=PDD_{uncorr} \cdot \left(\frac{SSD+d_m}{SSD+h+d_m}\right)^2$$ （式 3-28）

3. 等剂量曲线移动法　由于深度 h 处的空气代替了组织，使 A 点剂量升高，也就是等剂量曲线下移，下移距离为 t：

$$t=K \cdot h$$ （式 3-29）

K 为移动系数（表 3-1）。

表 3-1　不同能量射线的移动系数

射线能量	K 值
150keV~1MeV X 射线	0.8
1~5MeV X 射线（包括铯 -137，钴 -60 γ 射线）	0.7
6~15MeV X 射线	0.6
16~30MeV X 射线	0.5
>30MeV X 射线	0.4

（二）不均匀组织的校正

人体是由不同密度的各种组织组成，不均匀的组织改变了原射线的吸收和散射线的分布，也改变了次级电子的注量分布。

如果感兴趣剂量点位于不均匀组织的后方，其影响主要是原射线衰减；当这个点位于不均匀组织附近，散射线的改变占主要地位；而当其位于不均匀组织中或界面处，次级电子注量的改变成为主要原因。

对于高能 X(γ)射线,由于康普顿效应占主要地位,其在介质中的衰减依赖于电子密度,因此可以用有效深度计算衰减的变化,而组织交界处情况比较复杂,需特殊考虑。对于中低能射线,由于光电效应占主要地位,从而引起次级电子注量的增加,因此在骨组织和其附近组织的吸收剂量是其他软组织的几倍。

四、组织补偿和射野挡铅

(一)组织补偿

上文讨论了对人体曲面的校正方法,而临床工作中还可以通过组织补偿来获得较好的剂量分布。

1. **组织填充物**　组织填充物是把组织等效的物质直接放在皮肤弯曲的表面,来获得平坦的表面。对于中低能射线,其最大剂量点就在皮肤上,因此可以直接将组织填充物放在皮肤表面。对于高能射线,当填充物直接放置在皮肤表面时,建成效应使得高能射线原有的皮肤保护优势丧失。因此除非组织填充物本身用于修正剂量建成(如锁骨上淋巴结照射),组织填充物可以直接放在皮肤上,其他情况选择使用组织补偿器来保留高能射线的皮肤保护优势。

2. **组织补偿器**　组织补偿器使用铜、铝、铅等金属材料,其形状和大小对射线的作用与被替代的组织填充物等效,用来改变剂量分布。组织补偿器有以下作用:①修正射线束的倾斜;②修正身体表面的弯曲;③修正组织不均匀性的影响;④改善不规则野的剂量分布。楔形板就是一种特殊的组织补偿器。

(二)射野挡块

放射治疗关注的问题除了肿瘤得到理想的处方剂量外,还要对危及器官尽可能地屏蔽保护。射野挡块的目的就是改变原来规则射野的形状,使射野与肿瘤适形的同时,正常组织尽量避免照射,因此临床中需要形状复杂的射野和挡块。

1. **挡块厚度**　通常屏蔽挡块是由低熔点铅制作,挡铅的厚度由使用的射线能量和需要的透射量来决定。为了很好地保护屏蔽区域,通常要求挡铅透射量小于原射线的 5%,即

$$\frac{1}{2^n} = 0.05 \qquad\qquad (式 3-30)$$

n 为半价层层数,计算得到需要挡铅的厚度为 4.5~5 个半价层。

中低能原射线只需要把薄铅片或有相应形状的铅片放到皮肤表面即可将其屏蔽,但对于高能射线,挡铅具有一定厚度,因此需要将其放在远离患者的塑料托盘上。不同能量射线推荐的挡铅厚度如表 3-2。

表 3-2　不同能量射线穿射 5% 时所需要的铅和低熔点铅的厚度

射线质	铅 /mm	低熔点铅 /mm
$HVL=1mmAl\ X$	0.2	0.2
$HVL=2mmAl\ X$	0.3	0.4
$HVL=3mmAl\ X$	0.4	0.5

续表

射线质	铅 /mm	低熔点铅 /mm
HVL=1mmCu X	1.0	1.2
HVL=3mmCu X	2.0	2.4
HVL=4mmCu X	2.5	3.0
铯 -137 γ	30.0	36.0
钴 -60 γ	50.0	61.0
4MV X	60.0	73.0
6MV X	65.0	79.0
10MV X	70.0	85.0
25MV X	70.0	85.0

2. **制作挡块** 由于纯铅的熔点比较高（327℃），为了方便挡块的加工，通常使用低熔点铅（LML）来代替纯铅。低熔点铅的组成成分为铋 50%、铅 26.7%、镉 10%、锡 13.3%，熔点约为 70℃，密度近似等于 9.4g/cm³，约为纯铅的 83%。

在模拟 X 射线片或射野胶片上画出照射野需要屏蔽的部分，利用热丝切割机在聚苯乙烯泡沫塑料上做一个射野形状的洞，将低熔点铅缓慢注入，冷却后从泡沫塑料中取出即可。理想情况下，挡块应该制作成锥形，以便射线的扩散与挡块边缘一致，这样可以使挡块的穿射半影最小。

第五节 小野剂量学

1951 年瑞典神经外科学家 Lars Leksell 提出了立体定向放射手术来治疗颅内一些不能手术的病变。最初使用的是用 ^{60}Co 集束照射的 γ- 刀装置，之后开始使用直线加速器 X 射线的非共面多弧度等中心旋转实现三维集束照射，称为 X-刀。这两种治疗模式的共同特点都是采用小野三维集束单次大剂量照射，用于治疗较小病变。

γ-刀使用的最大射野直径为 18mm，X-刀使用的最大射野一般 ≤ 50mm，当射野逐步变小时，射野的剂量分布将不同于本章第四节讨论的剂量分布，单个小野离轴比剂量分布逐渐接近高斯形状，其特点是射野内剂量分布不均匀，射野边缘剂量梯度变化较大（图 3-16），因此对于小野剂量分布的测量和大野有所不同。

测量剂量使用的探测器所接收到的信号是在其整个探测体积上测得的平均剂量，对于小野来说，由于其离轴比接近高斯分布，如果使用测量大野时一样大小的探测器，在探测器体积范围内的剂量变化将无法体现。因此在测量小野的剂量分布时，必须使用几何尺寸较小的探测器，通常为直径 2mm 或更小的半导体探头。

对于离轴比的分布,胶片能够提供比微型半导体探测器更好的分辨力。

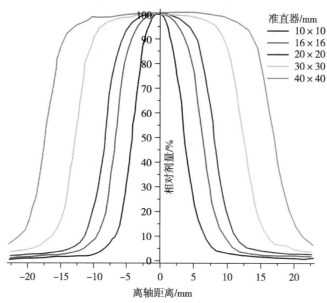

图 3-16 不同射野大小的离轴比剂量分布

第六节 计划系统的数据采集

现代放射治疗需要借助治疗计划系统(treatment planning system,TPS)来进行剂量计算。通过在 TPS 中对治疗所使用的加速器进行机械、几何、射束剂量等参数进行建模,可以在 TPS 中进行治疗计划设计,再通过加速器进行实际治疗。因为 TPS 是对每一台加速器独立建模,除非将两台加速器的所有参数调整到完全一致,否则治疗计划只可以在其建模的加速器上进行治疗。

放疗效果与患者受照剂量的准确性直接相关,而剂量的精准性又依赖于治疗计划设计过程中使用的射束数据的精准性。加速器安装完成后,需要将加速器的射束数据进行采集,用于 TPS 建模。射束数据采集的准确性是保证临床剂量精度的基础。

一、需要采集的数据

通常需要采集两类数据(表 3-3),扫描数据和非扫描数据(点剂量数据)。

（一）扫描数据

包括百分深度剂量 PDD,组织最大比 TMR 和射束离轴比曲线。

PDD 应尽可能在接近临床条件下采集数据,如等中心条件下,校准深度为 10cm,SSD 为 90cm。其他 SSD 条件下,需要将 PDD 进行转换。

TMR 可通过 PDD 进行换算。

PDD 和 TMR 通常需要在 $(1cm \times 1cm) \sim (40cm \times 40cm)$ 的射野下测量其中的 15 个射野（表 3-3），同时还需要在开野和 4 个物理楔形板条件下分别测量。

表 3-3　光子束需要采集的内容（AAPM TG-106）

类型		方野尺寸 /cm															
		1	2	3	4	5	6	8	10	12	14	16	20	25	30	40	>40
扫描数据	PDD/TMR	√	√	√	√	√	√	√	√	√	√	√	√	√	√	√	√
	离轴比（5~7 个深度）	√	√	√	√	√	√	√	√	√	√	√	√	√	√	√	√
非扫描数据	准直器散射因子（输出因子）	√	√	√	√	√	√	√	√	√	√	√	√	√	√	√	√
	总散射因子	√	√	√	√	√	√	√	√	√	√	√	√	√	√	√	√
	楔形因子	–	–	–	√	√	√	√	√	√	√	√	√	√	√	–	–

注：√需要测量；–不需要测量。

射束离轴比曲线包括在离轴比曲线、星形模式、物理楔形板下，以及电子楔形板下的离轴比曲线。

因为射束的基本形状不会随深度和射野大小发生显著改变，通常在开野条件下测量 5~7 个深度的离轴比曲线即可。

物理楔形板离轴比曲线的测量与开野射束类似。要注意高梯度区在较小间距下采集。

动态楔形板是在加速器出束时移动准直器形成的，因此无法使用标准扫描系统中的单个探头扫描，通常用胶片或者二极管阵列测量。

（二）非扫描数据

非扫描数据包括总散射因子、准直器散射因子和模体散射因子。根据其定义，通过测量总散射因子和输出因子，可以计算出模体散射因子。

非扫描数据还包括楔形因子和托盘因子。对于不同大小的射野，楔形因子应在参考深度、SSD 为 100cm 下测量。托盘因子定义为带有挡块托架和开放射野的射野中心轴上同一点处的剂量率之比。

二、射束数据的处理

（一）处理扫描数据

所有的测量数据都有不同程度的噪声。通过平滑和过滤程序有助于去除噪声。有很多平滑算法，如最小平方、中位数、傅里叶变换等，通常需要用不同的平滑算法进行试验，获得最满意的结果。过多的平滑算法会导致数据失真，应考虑用低扫描速度重新扫描或增加采样时间。另外，当扫描系统没有正确检测确定开野中心时，还可以使用"对称化"或"镜像"工具来重新确定开野中心。

（二）处理非扫描数据

建议标出所有射束参数的明显误差，来提高输入到 TPS 中的数据准确性。例如与射野相关的输出因子应该是一条光滑的曲线。对于小野，其斜率较陡峭，对于大射野相对平坦，明显不符合曲线的点应当重新检测以避免计算错误，或在必要的情况下重新测量，以提高数据的准确性。

（宋睿宁　翟福山）

第四章

X（γ）射线计划设计与评估

本章将主要学习 X（γ）射线临床剂量学原则、放射源的合理选择、靶区及危及器官剂量分布的原则、图像获取、不同照射技术计划设计、计划确认及剂量验证等内容。

第一节 治疗计划设计原理

一、临床剂量学原则

根据临床要求和临床剂量学实践,理想的常规分割治疗计划应满足以下剂量学原则:

1. **靶区剂量要准确** 放疗计划的照射野、处方剂量应准确覆盖肿瘤区域。对于肿瘤范围不易确定或术后的患者,在实施放疗时,照射野还应包含肿瘤潜在侵犯的区域和潜在转移的淋巴引流区。处方剂量靶区覆盖度要达到一定的要求:三维适形计划一般要求 90% 的处方剂量覆盖 100% 的计划靶区体积或者是 95% 的处方剂量覆盖 100% 的临床靶体积;现代调强放疗技术一般要求 100% 处方剂量至少覆盖 95% 的计划靶区体积。

2. **靶区内剂量分布要尽量均匀**

3. 计划设计时,应尽量提高治疗区的剂量,降低照射区正常组织的受照剂量,其中治疗区和照射区的定义分别为 90% 等剂量线和 50% 等剂量线所包绕的范围。满足以上两个基本原则情况下,照射区范围越小,危及器官受照剂量就越少。

4. 尽可能地保证肿瘤周围的重要器官免受或少受照射,重要器官的受照剂量应低于其剂量限值。

以上 4 点简称临床剂量学四原则。理想情况下的剂量学曲线,正常组织和肿瘤交界处剂量快速跌落(图 4-1),实际工作中通过放疗技术与计划优化设计使剂量学曲线分布接近该目标。

二、放射源的合理选择

为满足临床剂量学四原则,放射源(射线能量)的合理选择是肿瘤医生和放疗物理师首要考虑的因素。目前外照射采用的射线主要是高能 X（γ）射线。

X（γ）射线在不同组织深度的剂量分布可以用百分深度剂量曲线(*PDD*)来表示,低能

X（γ）射线的 *PDD* 最大剂量点在体表,临床应用中会造成皮肤剂量过高。对于高能 X（γ）射线来说,最大剂量点不在体表,而在最大剂量深度 d_m 处。体表到 d_m 的建成区内,*PDD* 随深度增加而增大。最大剂量深度 d_m 之后的区域,*PDD* 随深度增加而呈指数减小。

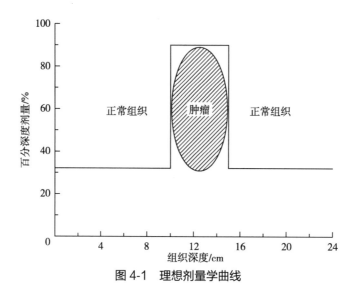

图 4-1　理想剂量学曲线

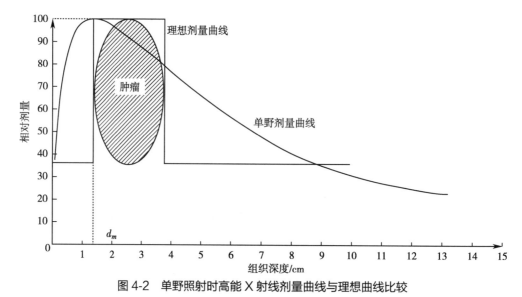

图 4-2　单野照射时高能 X 射线剂量曲线与理想曲线比较

以单野照射为例,比较高能 X（γ）射线剂量分布曲线与理想剂量曲线可见（图 4-2）,高能 X（γ）射线剂量建成区内剂量随深度变化较为明显,因此将肿瘤置于最大剂量点之后较为合理。高能 X（γ）射线单野照射的优势是肿瘤之前的正常组织受照剂量较低,不足之处是不同深度肿瘤区域剂量并不均匀,且肿瘤之后的正常组织受照剂量较高。若将肿瘤中心处剂量归为 100%,射线能量越高,肿瘤区域剂量越均匀,肿瘤区域前组织受照剂量越小,但肿瘤区域之后的组织受照剂量略有提升（图 4-3）。一般对于体厚超过 20cm 的患者,10~25MV 的 X 射线较为理想。

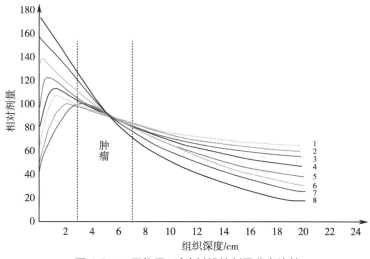

图 4-3　不同能量 X(γ)射线的剂量分布比较

1. 25MV X，100cm *SSD*；2. 10MV X，100cm *SSD*；3. 6MV X，100cm *SSD*；
4. 钴 -60γ，130cm *SSD*；5. 钴 -60γ，80cm *SSD*；6. 3mm Cu *HVL* X，100cm *SSD*；
7. 3mm Cu *HVL* X，50cm *SSD*；8. 1mm Cu *HVL* X，100cm *SSD*。

常用医用直线加速器一般配有 6MV 与 10MV 两挡光子线，高端加速器还配有无均整器（flatten filter free，FFF）模式的光子束；常规分割治疗模式下，一般选择 6MV 能量就可以满足治疗要求；当患者体型肥胖或靶区位置较深时，可选择 10MV 甚至更高能量。直线加速器常规均整模式下光子束经过均整器会导致散射线增加，剂量率降低，所以对于单次剂量较高的治疗计划首选 FFF 模式。

三、外照射靶区和危及器官

外照射治疗计划设计与评估，需要对计划中的靶区、危及器官和正常组织的体积进行定义（图 4-4）。

肿瘤区（gross target volume，GTV）是指肿瘤的临床可见病灶，一般指基于 CT、MR 等影像手段发现的肉眼可见的具有一定形状、大小的恶性病变区域，包括原发肿瘤、局部转移灶、转移淋巴结和远处转移灶。肿瘤根治切除后，原则上认为没有 GTV。GTV 也可以用于非恶性肿瘤放疗，比如颈动脉瘤、动静脉畸形、垂体瘤等。

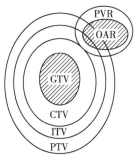

图 4-4　靶区定义

临床靶区（clinical target volume，CTV）是指明确的肿瘤区、亚临床病灶和肿瘤可能侵犯的区域，临床靶区可能有多个区域。肿瘤区和临床靶区是基于静态图像勾画的，并没有考虑器官运动，且与治疗技术无关。

内靶区（internal target volume，ITV）是指患者坐标系中由于呼吸和器官运动引起的CTV（或 GTV）外边界运动的区域，以确保靶区在分次照射中得到最大程度的处方剂量照射。

计划靶区（planning target volume，PTV）是指包括 CTV 在内，外加由于器官运动和日常摆位误差等因素而扩大照射的区域。计划靶区可以确保即使存在几何不确定度的情况下，临床靶区也能接受到足够的处方剂量。

危及器官（organ at risk，OAR）是指受到一定剂量的照射，可能发生不同程度损伤进而计划设计时需要考虑的正常组织。原则上所有的非靶区正常组织均可认定为危及器官，但其是否被认定为危及器官还要取决于与靶区的位置关系、采用的放疗技术、处方剂量等。

计划危及器官（planning organ at risk volume，PRV）与 PTV 类似，放疗过程中也要考虑OAR 位置的不确定性，以避免 OAR 受到超预期的剂量照射，造成严重的损伤及并发症。因此，在危及器官上外扩一定范围来弥补 OAR 位置的不确定性，从而引入了计划危及器官的概念。PRV 在现代调强放疗中经常被用到。

其余危及区域（remaining volume at risk，RVR）是指所有的成像体积除去靶区和 OAR剩余的正常组织区域。RVR 的受照剂量在计划评估中（尤其是在评估放疗后癌变风险时）至关重要。对于预后较好的年轻患者，勾画 RVR 并加以评估可避免高剂量照射。

四、外照射技术的分类

外照射常用的放疗技术有：固定源皮距照射（SSD）技术、等中心（SAD）定角照射技术和旋转照射（ROT）技术。

固定源皮距照射（SSD）是指放射源到皮肤的距离固定，在标称源皮距下，任何射野角度机架旋转中心均置于皮肤上（A 点），而靶区中心（T 点）在放射源与 A 点连线延长线上（图4-5A）。该技术的要点是保证机架角度精确、患者摆位准确，否则 T 点就会偏离射束中心轴甚至偏出照射野外。

等中心定角照射（SAD）是指将机架旋转等中心置于靶区中心（T 点）上，所有射野中心轴均汇交于 T 点（图 4-5B）。其特点是只要机架等中心在 T 点上，即使机架角度、患者摆位有误差，也能保证射束中心轴穿过 T 点。该技术的摆位要点是保证治疗床升降准确，其升降床值可以由模拟定位机确定。

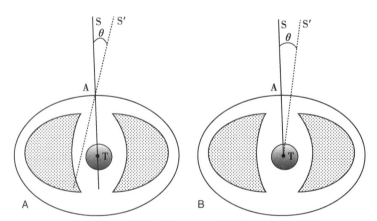

图 4-5　SSD 照射技术和 SAD 定角照射技术示意图
A. SSD 照射技术示意图；B. SAD 定角照射技术示意图。

旋转照射（ROT）技术与 SAD 技术相似，只是用机架旋转照射代替 SAD 技术的机架定角照射。放疗最初使用的深部 X 射线能量低，单野照射时皮肤剂量过高，而 ROT 技术以穿过靶区中心的单野绕患者旋转照射一定角度范围，可降低皮肤剂量。

ROT 技术较固定 SSD 技术、定角 SAD 技术可以提供更好的剂量分布：皮肤剂量更低，靶区高剂量区呈圆柱形或椭圆形分布，靶区外正常组织区剂量跌落更快。

第二节 患者图像获取

一、体位固定

（一）体位的确定

根据放疗技术的要求，需要使用放疗体位固定装置使患者处于一个重复性高、较为舒适的体位，以确保治疗过程中体位的准确性及放疗计划的可实施性。

（二）体位固定装置

放疗体位确定后，搭配体位固定装置进行体位固定，确保患者放疗过程中体位保持一致。体位固定成型技术主要有塑胶绷带成型、阳模冲压真空成型、热塑膜成型、真空袋成型等。前两种因制作工序复杂，目前已基本淘汰，现将后两种体位固定成型技术说明如下。

1. 热塑膜成型技术 将热塑膜置于 65~80℃的水中，待其软化后覆盖于治疗部位，5~15min 固定成型后取下。制作过程中可与辅助装置固定在一起，是目前放疗体位固定最为常用的技术。

2. 真空袋成型技术 真空袋由真空阀和装满塑料颗粒的橡胶袋组成。患者躺在真空袋上，体位固定后抽真空，塑料颗粒被挤压成型。成型后的真空袋形状一般可以保持 2 个月左右，能够满足患者整个疗程的治疗要求。真空袋成型技术主要用于特殊体位及儿童患者的体位固定。

二、图像获取

（一）二维图像获取

选择射线源、射野设计的前提是要明确患者的体厚、靶区的范围及深度、靶区和危及器官的位置关系。受限于早期的成像技术，在治疗距离处，利用模拟定位机拍摄射野方向观（beam eye's view，BEV）的正、侧位 X 射线影像，进行靶区定位，获取靶区的深度与范围。医生和物理师利用该信息确定射线源、射线能量、射野大小和挡铅形状等。

早期的模拟定位机拍摄的 X 射线影像仅能够记录在影像板或胶片上。新型的模拟定位机（图 4-6）配备了数字图像显示器，并且使用固态探测器代替影像增强器，所拍摄的 X 射线影像能以数字影像的形式存储与传输。

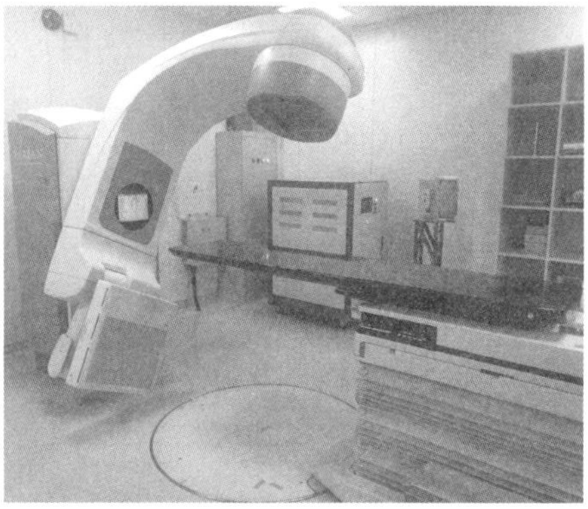

图 4-6 新型模拟定位机

（二）三维图像获取

模拟定位机虽然可以提供正、侧位 X 射线影像，但人体结构信息重叠，很难区分不同的组织结构。进行剂量计算时，二维图像无法反映不同组织空间密度的差异，导致剂量偏差。随着计算机技术的进步及断层扫描设备（CT）的出现，这些问题得以解决。CT 模拟机进行扫描时，先扫描定位像，确定上下界，再进行螺旋断层扫描。扫描过程中 X 射线球管绕患者旋转，扇形 X 射线束穿过人体并被探测器接收，转换成电信号，经软件重建出患者的横断面图像并上传至计划系统。

相对于常规模拟定位机，CT 模拟机的优势有：获取患者的 CT 影像，便于体表轮廓、靶区及危及器官的勾画；不同部位的扫描条件不同，对应不同的电子密度曲线，便于剂量的准确计算。

（三）四维图像获取

对于胸部、上腹部肿瘤患者，呼吸运动会影响 CT 图像质量，放疗中常用 4D-CT 来消除呼吸运动带来的影响。4D-CT 是指在三维 CT 图像的基础上加上时间维度，4D-CT 的获取目前有两种主流方式：前瞻式成像扫描和回顾式成像扫描，两种成像方式都需要在胸部安置呼吸运动监测装置。

前瞻式成像扫描时，患者在最大吸气或者最大呼气时屏气，随后进床，患者恢复呼吸，患者再次屏气直至下次扫描完成（图 4-7），前瞻式成像扫描对患者的配合度要求较高，需进行呼吸屏气训练。

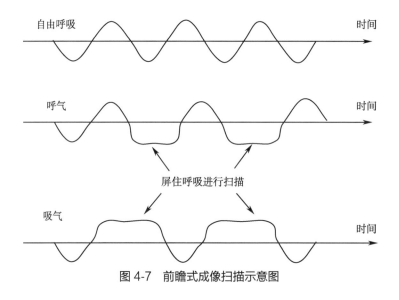

图 4-7　前瞻式成像扫描示意图

回顾式成像扫描时，一般设置较小的螺距，在数个呼吸循环中采集完所有图像。在一次呼吸循环的过程中，进床距离不超过一个探测器的长度。扫描完成后，把所有图像按照呼吸时相进行分组（图 4-8）。

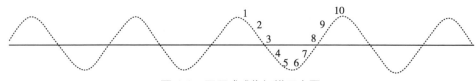

图 4-8　回顾式成像扫描示意图

1~10 代表一个呼吸周期的 10 个时间点，在每个时间点获取一组 CT 扫描图像。

第三节　外照射计划设计

一、X（γ）射线射野设计原理

（一）X（γ）射线单野照射

对于靶区范围较小肿瘤（如颈部、锁骨上淋巴结等），临床可用高能 X（γ）射线单野方式进行照射。

单野 X（γ）射线照射时，随着靶区深度的增加，剂量指数跌落，若靶区范围较大，靶区内的剂量分布很不均匀。当靶区深度较浅时，还应在射野入射端的皮肤上放置组织补偿物，将最大剂量点提高到靶区之前的深度，或者宜考虑采用电子束照射。

（二）X（γ）射线两野照射

1. 两野交角照射　当靶区范围较大时，可以考虑采用多野照射。其中两野交角照射是一种常见布野方式（图 4-9A）。对于偏一侧的肿瘤，两野交角照射时，其剂量分布很不均匀，后缘覆盖不充分，这时可以配合使用适当角度的楔形滤过板，提高靶区内剂量分布的均匀性（图 4-9B）。

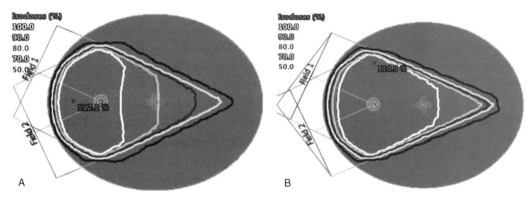

图 4-9　两野交角照射
A. 两平野交角照射；B. 两楔形野交角照射。

2. 两野对穿照射　病变居中时，可采用两野对穿照射。两野对穿照射是两野交角照射的一种特殊方式。其特点是当两照射野剂量配比相等时，可以生成左右、前后对称的剂量分布（图 4-10A）。由于射野侧向散射相对较小，射野横向剂量分布要差于轴向剂量分布。实践中，可以通过提高射线能量或增加射野宽度来改善横向剂量分布（4-10B）。

对于乳腺癌两野切线照射、喉癌两野对穿照射，靶区所在部位存在组织缺失的情况，可以添加合适角度的楔形滤过板来改善剂量分布（图 4-11）。

（三）X（γ）射线三野照射

1. 两野对穿 + 垂野组成三野照射　当两野对穿照射剂量分布不能满足临床时，考虑在垂直方向增加第三野，组成三野照射（图 4-12）。但由于增加射野，导致靶区内的剂量分布不均匀，可以通过增加楔形滤过板、调整射野权重比例等方式，最终组合出均匀的剂量分布（图 4-13）。

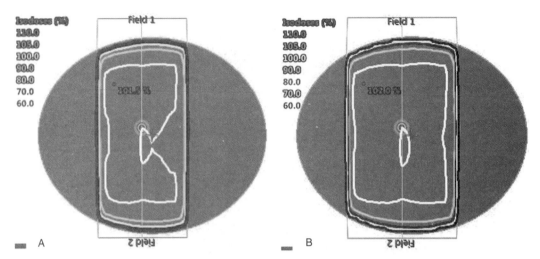

图 4-10　两野等剂量比对穿照射

A. 两野对穿剂量分布；B. 增加射野宽度后两野对穿剂量分布。

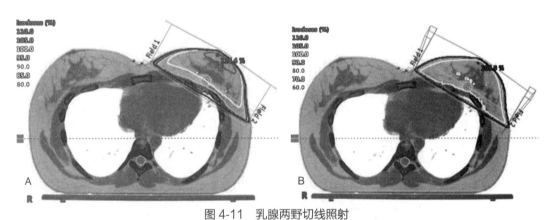

图 4-11　乳腺两野切线照射

A. 乳腺癌两平切线野对穿；B. 乳腺癌两 30° 楔形切线野对穿照射。

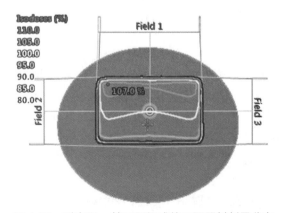

图 4-12　对穿野 + 第三野组成的三野照射剂量分布

Field 1、Field 2、Field 3 三射野的权重配比为 1∶0.5∶0.5。

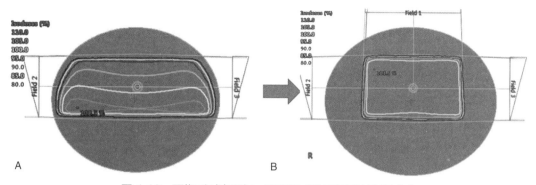

图 4-13　两楔形对穿野加一垂野组成的三野照射剂量分布

2. 三野交角照射　对于纵隔区肿瘤,其靶区位于双肺之间,后面有脊髓,在靶区与危及器官之间存在三条相互垂直的分界线 B_1B_1'、B_2B_2' 和 AA'。设计射野时,要注意脊髓和肺的保护,若采用前后对穿野,避免照射双肺,脊髓就会受到较高剂量的照射;若采用左右对穿野,避免照射脊髓,那么双肺就会受到高剂量照射。综合考虑,一般采用三野交角照射,两后斜野与前野构成一个相对照射野(图 4-14)。

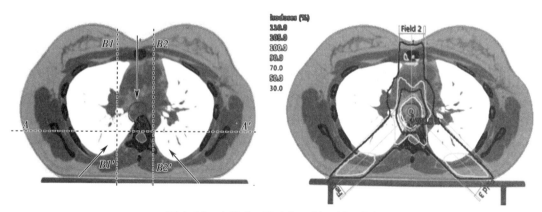

图 4-14　食管癌三野交角照射及剂量分布

二、三维适形计划设计

(一) 定义

三维适形放射治疗(3D-CRT)是指基于三维解剖信息,采用尽可能符合靶体积形状的治疗野,以便提供足够的靶区剂量,并尽可能减少正常组织受照剂量的一种治疗技术。该技术可以提高肿瘤控制率,降低正常组织并发症概率。

为达到剂量分布的三维适形,必须满足以下条件:①在照射方向上,照射野的形状必须与病变(靶区)的形状一致;②要使靶区表面的剂量处处相等,必须要求每一个射野内诸点的输出剂量率能按要求的方式进行调整。满足上述第一个条件的三维适形治疗称为经典适形放射治疗,同时满足上述两个条件的三维适形治疗称为调强放射治疗(intensity modulated radiation therapy,IMRT)(图 4-15)。

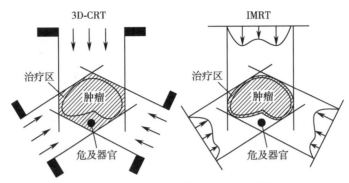

图 4-15 3D-CRT 与 IMRT 示意图

（二）计划实现方式

3D-CRT 的治疗增益比较高，其高剂量区剂量分布的形状在三维方向上与病变（靶区）的形状一致。适形放疗的计划实现方式有以下发展：

1950 年末，麻省理工学院 Proimos 等人提出了不对称挡铅装置（同步挡块旋转方法），这也是 3D-CRT 的雏形。通过该装置可以得到一个较好的剂量分布，但是设计一个挡块非常复杂，不利于临床推广；1959 年，日本的 Takahashi 首次阐明了适形放疗的基本概念，并设计了机械控制的多叶光栅；1970 年，哈佛医学院 Bjarnard 用计算机进行了 3D-CRT 计划设计，萌芽了 3D-CRT 和 IMRT 的基本方法；1980 年，现代 MLC 的发明和控制系统问世，这也是实现 3D-CRT 的关键一步。

（三）计划设计

3D-CRT 治疗计划主要依赖于三维图像信息的采集、靶区及危及器官的勾画、射野的人为设计等基本步骤。为达到最佳的剂量分布，首先需要保证靶区范围准确，综合考虑靶区运动、摆位和机械误差等造成的影响形成 PTV，然后利用计划系统计算出准确的剂量分布，并进行计划优化。基本步骤如下：

第一步：进行靶区和危及器官的勾画。根据不同的影像，由临床医生勾画出 GTV、CTV 以及 OAR，并外放适当距离得到 PTV。

第二步：通过三维治疗计划系统设计射野入射方向和射野形状。计划系统允许对靶体积和其他结构进行射野方向观（BEV）上的可视化，然后设置射野形状和大小（图 4-16）。

第三步：进行剂量计算。

需要注意的是，每个射野都有物理半影，半影区剂量变化很快，射野边缘的剂量大约是射野中心剂量的 50%。为了使 PTV 得到均匀和充分的照射，射野的半影应位于 PTV 之外，以抵消几何不确定性对 PTV 的剂量影响。

治疗方案的优化不仅需要设计最佳的射野形状，还需要设计适当的射野方向、数量、权重和强度调节工具，如楔形板、补偿器和动

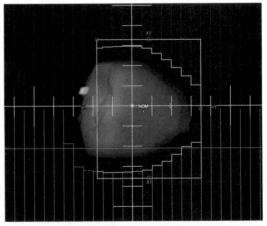

图 4-16 3D-CRT 治疗突眼症

首先对靶体积进行 BEV 上的可视化，然后设置射野形状和大小。

态多叶准直器等。在正向计划中，这些参数是可以反复修改的，或者说是在试错的基础上进行的。因此，要得到高质量的治疗计划，优化过程会变得非常复杂。在实践中，大多数计划是在标准模板基础上进行优化设计的，通过使用三维治疗计划辅助工具，如 BEV、三维剂量显示和剂量体积直方图（DVH）为患者治疗计划进行个体化优化。设计 3D-CRT 治疗计划所需的时间取决于病例的复杂性、设计者经验以及治疗计划系统的计算速度。最终治疗计划的优劣由多种因素共同决定，包括患者数据、射野方向和数量等。

三、调强放射治疗计划设计

（一）定义

调强放射治疗（IMRT）是指照射野的形状在射线视角方向上与靶区保持一致，射野内各点的剂量率可以根据要求进行调整。调强放射治疗与传统适形治疗的最大区别是，它在每个角度的射野的射线强度是非均匀的，以便达到最优化的剂量分布。

1. **正向调强及计划设计** 正向调强是指计划设计者根据经验选择射线种类、射线能量、射野方向、楔形板、挡铅等参数，进而设计治疗方案，计算体内剂量分布。这是一个正向计划设计的过程，又称为"人工优化"，计划设计者根据得到的剂量分布修改各项参数，最终符合临床要求。放射治疗计划有两个重要的评价指标：剂量适形度和靶区均匀性。当靶区形状非常规则时，通过调整射野的几何形状可提高靶区的剂量适形度；通过增加子野数目，增加"冷点"区剂量或减少"热点"区体积，可提高靶区内剂量分布的均匀性。正向设计往往是一个"可接受"的方案，治疗方案的优劣很大程度上取决于计划设计者的经验程度。但同时，正向设计也面临很多困难，如射野数目较多时计算量过大，难以找到最优方案。

2. **逆向调强及计划设计** 逆向调强是指首先根据射野内靶区的形态、性质及周围危及器官的解剖特点，给出靶区的照射剂量和周围危及器官的剂量限值，然后利用计划系统优化算法分析计算出每个射野的最佳射束强度分布。逆向调强是一种通过预期目标确定束流调节参数的计划设计方法。目前的 CT 技术可以准确获取靶区和正常组织的几何形状，然后由计划设计者对靶区和正常组织的剂量分布进行预设，最后由计划系统计算并优化出照射野的强度，这种先设定剂量分布（果），后进行射野强度（因）计算和优化的方法称为逆向调强计划（图 4-17）。

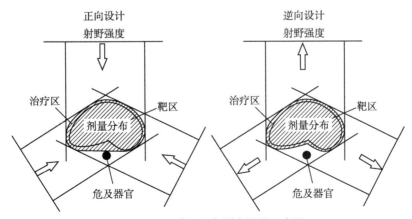

图 4-17　正向调强与逆向调强示意图

（二）调强适形放射治疗的方式

目前使用的调强方式基本分为以下几类：

1. 固定野调强放疗技术 固定野调强放疗技术是指在调强放射治疗过程中，每个照射野的入射角度处于固定位置（图4-18）。

（1）二维物理补偿器：物理补偿器原用于人体曲面和不均匀组织的补偿，其主要功能是通过调整自身厚度来改变射线强度分布。在当今放疗技术中，用于调强的二维物理补偿器应用最为广泛。二维物理补偿器可作为射野挡块的一部分放置于挡块托架上，由具

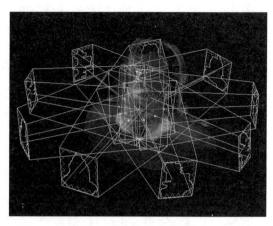

图4-18 鼻咽癌固定野调强技术

有逆向计划设计的计划系统提供每个射野的强度分布，输出至计算机控制的补偿器生成器，进行补偿器制作。虽然二维物理补偿器是目前最为广泛使用的物理调强技术，但值得引起注意的是，每个射野都需要使用补偿器，这给模型制作和临床摆位带来诸多不便。此外，调强补偿器作为一种滤过器也会对原射线能谱分布产生影响。

（2）多叶准直器：MLC可以快速实现射野形状的适形。MLC射野适形可以分为两种方式：①在X射线模拟定位胶片或BEV图像上勾画靶区形状，经数字化仪输入到MLC控制电脑，驱动MLC进行射野适形；②将放疗计划中的BEV射野轮廓直接传到加速器的控制电脑中，驱动MLC进行射野适形。根据MLC的运动方式不同，可分为静态调强和动态调强。

静态调强是指照射和MLC运动非同时进行的一种调强方式。静态调强将射野要求的强度分布进行分级，利用MLC形成多个子野进行分步照射。其特征是每个子野照射完毕后，照射中止，MLC移动到另一个子野继续照射，直至所有子野照射完毕。静态调强的优势是减少了治疗过程中工程学和安全方面的问题，但治疗时间较长。

动态调强是指照射和MLC运动同时进行的一种调强方式。动态调强可在出束过程中利用MLC的相对运动，实现对射野强度的调整。每对叶片总是向一个方向移动，引导叶（leading leaf）和跟随叶（trailing leaf）同时或先后运动，以实现靶区内射线强度分布要求。动态MLC算法基于以下原则：如果射线强度曲线变化率为正（能量增加），引导叶以最大速度移动，跟随叶提供所需要的调制；如果射线强度曲线的变化率为负（能量降低），跟随叶以最大速度移动，引导叶提供所需要的调制。

2. 旋转调强放疗技术 旋转调强放疗技术是指在调强放射治疗中，MLC运动和束流剂量率随着机架旋转不断调整的一种技术。

（1）容积旋转调强：容积旋转调强是利用动态MLC形成射野的同时，通过旋转机架的方式进行治疗的一种技术（图4-19）。类似于静态调强，容积旋转调强是将一个射野分为强度相同的多个子野，进而通过子野剂量叠加来产生所需要的剂量分布。照射过程中机架连续旋转，每一次旋转过程中MLC不断（一般间隔5°）改变射野的大小和形状。因为MLC运动范围和次数都低于MLC动态调强和MLC静态调强，所以相比于固定野调强放疗技术，容积旋转调强效率较高。

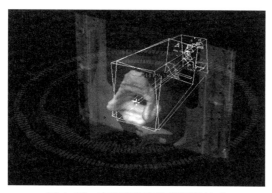

图 4-19 宫颈癌容积旋转调强技术

（2）螺旋断层放疗技术：螺旋断层放疗是一种利用 MLC 形成的扇形射线束和床的步进实现的调强放射治疗技术。治疗时，机架围绕患者的纵轴旋转，同时二进制开关式 MLC 产生束流。按照治疗床的步进方式不同，螺旋断层放疗可分为 Carol 方式和 Mackie 方式。前者是每次旋转照射完毕后，床步进一段距离；后者类似螺旋 CT 扫描，机架边旋转治疗床边缓慢前进。

螺旋断层放疗机是将直线加速管安装在类似 CT 的机架上，旋转的同时治疗床缓慢平移通过孔径，射线束相对患者做螺旋运动（图 4-20）。机头对侧配备了双排探测器可用于成像和剂量测量。调强扇形束由专门设计的准直器产生，铅门可在头脚方向上形成固定宽度的开口（1cm、2.5cm 或 5cm），通过 64 片可瞬时切换开关状态的二进制 MLC 构成不同的子野，与进床配合实现靶区内的剂量调制。

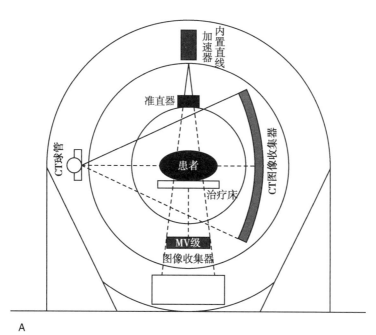

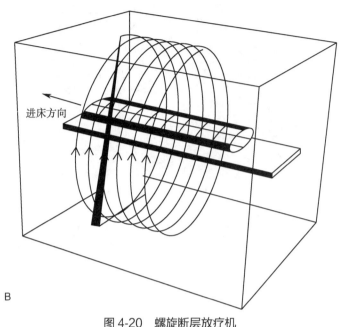

图 4-20　螺旋断层放疗机

A. 断层放疗加速器；B. 螺旋扫描。

（三）计划设计

调强放疗计划设计主要包括靶区和危及器官的勾画、处方剂量和分次数量的设置、机器参数的人为设计等基本步骤。为满足靶区的剂量要求并保护周围危及器官，要综合考虑靶区运动和机械误差等造成的影响，进行计划优化，然后通过剂量计算得出准确的剂量分布，基本步骤如下：

第一步：进行靶区和危及器官的勾画。根据不同的成像方式，由临床医生勾画出 GTV、CTV 以及 OAR，并外放适当距离得到 PTV。

第二步：为患者创建一个疗程，并设置主要参考点参数。

第三步：设置该计划的处方剂量以及分次数量。

第四步：设计机器参数。常规调强计划设计，如固定野调强技术与容积旋转调强技术需要考虑的机器参数包括射野个数、射束角度、准直器角度、剂量率等；螺旋断层放疗技术需要考虑的机器参数还包括：射野宽度、螺距以及调制因子等。

第五步：根据剂量体积限值设置优化参数并进行计划优化。

第六步：剂量计算。常用的方法有解析算法（如 AAA 算法和 CCC 算法）和蒙卡算法。在计划优化完成后，可以在治疗计划系统中选择相应的方法进行剂量计算，得到最终的治疗计划。

四、立体定向放射治疗

（一）定义

SRS 技术是指单次大剂量精准照射颅内相对小体积靶区的技术。随着 SRS 的推广应用，临床开始使用少分次的大分割剂量照射模式，定义为立体定向放射治疗（stereotactic radiotherapy，SRT）。随后 SRT 技术被逐渐推广到颅外疾病的治疗，如肺、肝的恶性肿瘤，这种应用于颅外疾病的 SRT 技术又称为体部立体定向放疗(stereotactic body radiation therapy,SBRT)。

SRT 技术采用多射束(固定方向和非固定方向)、多弧照射(离散和连续)等技术在三维空间中以等中心、非等中心、共面、非共面等方式,将预设的处方剂量精确投照到病变靶区。该技术要求放疗设备具有很高的精度和安全性,才能保证计划剂量执行的准确性和剂量分布的一致性。

（二）SRT 技术特点

SRT 技术具有以下特点：

1. 靶区内生物等效剂量高。

2. 高剂量区与靶区高度适形,且剂量在靶区外快速跌落。

3. 对患者体位固定和呼吸运动要求高,需使用高频率图像引导对患者监测。

4. 仅适用于界限清楚的肿瘤,要求最大横截面直径不大于 5cm。

（三）SRT 计划与常规计划的区别

1. **靶区勾画** 用于 SRT 勾画的图像,其扫描层厚不超过 2mm。一般情况下,CTV 与 GTV 一致,尤其是转移至肺、肝和脊柱旁的病灶。这样可以更好地保护邻近肿瘤的正常组织。呼吸运动或器官充盈导致的 CTV 尺寸或位置的变化,需要结合临床实际情况将 CTV 扩展到 ITV 用于肿瘤运动的校正。

2. **剂量计算** 由于 SRT 计划中存在高剂量梯度,因此 TPS 计算网格的分辨率对剂量计算精度影响巨大。在进行 SRT 计划计算时,应使用 2mm 或更小的各向同性网格,不建议使用大于 3mm 的剂量计算网格。

3. **处方剂量** SRT 技术通常规定 80%~90% 处方剂量的等剂量线包绕靶区体积。在应用放射生物学模型比较 SRT 技术和常规剂量分割模式时,常用线性二次模型(L-Q 模型)计算生物等效剂量(BED)。

4. **剂量非均匀性** SRT 计划允许 PTV 内存在较大的剂量梯度,同时要求在 PTV 外剂量快速跌落,从而保护更多的正常组织。添加更多的射束,包括以非共面角度定位的射束,有助于 PTV 边界处的剂量跌落。通常,射束数量越多,靶区剂量适形度越好,靶区外的剂量跌落越快。考虑到实际治疗效率,射束的数量往往会受到限制。理想情况下,将单个射束的入射剂量限制在累积剂量的 30% 以下且避免射束重叠可以有效避免皮肤急性反应,并保证剂量的跌落梯度。

5. **正常组织耐受剂量** SRT 技术的正常组织耐受剂量限值,与传统的放疗有极大的不同,应特别注意分次大小、总剂量、分次的时间间隔和总治疗时间等重要放射生物因素。目前,针对 SRT 技术的推荐正常组织耐受剂量限值可参考 AAPM TG101 报告(表 4-1),但仍存在不成熟之处。

表 4-1 SBRT 中各危及器官剂量限值

器官	阈值之上最大临界体积	单次		3次		5次		损伤(≥三级)
		阈值剂量/Gy	最大点剂量/Gy	阈值剂量/Gy	最大点剂量/Gy	阈值剂量/Gy	最大点剂量/Gy	
串联器官								
脑干	<0.5cm³	10	15	18	23.1	23	31	脑神经病变
脊髓和髓质	<0.35cm³	10	14	18	21.9	23	30	脊髓炎
	<1.2cm³	7		12.3		14.5		

71

续表

器官	阈值之上最大临界体积	单次		3次		5次		损伤（≥三级）
		阈值剂量/Gy	最大点剂量/Gy	阈值剂量/Gy	最大点剂量/Gy	阈值剂量/Gy	最大点剂量/Gy	
视神经	<0.2cm³	8	10	15.3	17.4	23	25	神经炎
臂丛神经	<3cm³	14	17.5	20.4	24	27	30.5	精神病
心、心包膜	<15cm³	16	22	24	30	32	38	心包炎
大血管	<10cm³	31	37	39	45	47	53	动脉瘤
肋骨	<1cm³	22	30	28.8	36.9	35	43	疼痛、骨折
	<30cm³			30				
皮肤	<10cm³	23	26	30	33	36.5	39.5	溃疡
胃	<10cm³	11.2	12.4	16.5	22.2	18	32	溃疡、狭窄
结肠	<20cm³	14.3	18.4	24	28.2	25	38	结肠炎、狭窄
空肠、回肠	<5cm³	11.9	15.4	17.7	25.2	19.5	35	肠炎、肠梗阻
直肠	<20cm³	14.3	18.4	24	28.2	25	38	结肠炎、狭窄
股骨头	<10cm³	14		21.9		30		坏疽
膀胱壁	<15cm³	11.4	18.4	16.8	28.2	18.3	38	膀胱炎、狭窄
肾门、肾血管	<2/3体积	10.6	18.6			23		恶性高血压
并联器官								
左右肺	1 500cm³	7		11.6		12.5		基本肺功能
左右肺	1 000cm³	7.4		12.4		13.5		局部肺炎
肝脏	700cm³	9.1		19.2		21		基本肝功能
肾皮质	200cm³	8.4		16		17.5		基本肾功能

　　6. **剂量报告**　由于 SRT 计划较为复杂，临床信息的丰富程度非常重要，通常应包含以下指标：①处方剂量；② ICRU 参考点剂量或体积（例如：60Gy 至 PTV 的 90%）；③治疗分次数；④治疗出束时间；⑤靶区覆盖度；⑥计划适形度；⑦目标靶区外的剂量衰减（例如：50% 处方等剂量曲线的体积与 PTV 体积的比值）；⑧非均匀性指数（例如：5% 的 PTV 接受的最高剂量与 95% 的 PTV 接受的最低剂量之间的比值）或靶区最大剂量（如果以处方剂量归一，靶区最大剂量宜大于 120%）；⑨ PTV 外需要关注的高剂量或低剂量区；⑩危及器官的剂量（最大剂量、特定体积剂量及平均剂量）。

　　（四）SRT 技术实现方式

　　1. **基于伽马刀的 SRT 治疗技术**　伽马刀是一种融合计算机技术、立体定向技术和外科技术于一体的放疗设备。它将钴 -60 发出的伽马射线在靶区内部聚焦，集中一次性或几次照射杀灭肿瘤，靶区边缘剂量陡降形似刀切，周围正常组织几乎无损伤（图 4-21）。

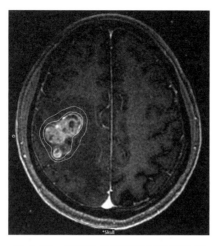

图 4-21　典型的头部伽马刀计划的剂
量分布图

2. 基于直线加速器的 SRT 治疗技术

（1）基于锥形束准直器：目前该 SRT 治疗技术大多基于常规加速器平台，使用直径 10mm 至 50mm 的锥形束准直器，并将锥形束准直器放置在直线加速器的附件托盘上，利用多个非共面弧 X 射线束聚焦于颅内靶区。

（2）基于 MLC：基于 MLC 的 SRT 治疗系统，大多采用同步移动治疗床和旋转机架的方式，将立体定向框架与连续弧形旋转照射结合，在圆形准直器上方添加一组定制的叶片，将射野变窄，形成各种形状，产生足以覆盖靶体积的不规则射野。

3. 基于机械臂的 SRT 治疗技术
通过装有直线加速器的六维机械臂实现 SRT 技术，能够借助多种影像追踪方式自动完成位移补偿，可用于全身各部位病灶照射。图 4-22 为典型的基于机械臂的射波刀系统的计划剂量分布图。

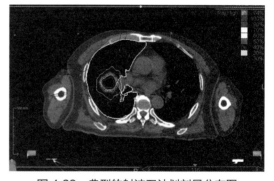

图 4-22　典型的射波刀计划剂量分布图

第四节　确认治疗计划

最佳计划的评估标准包括放射肿瘤生物学和放射物理学两方面，最佳方案应该使整个肿瘤靶区达到根治剂量，并保护所有的正常组织。目前大多数计划评估是根据物理学目标进行的，即评估指定靶体积的剂量分布和危及器官的剂量。

一、治疗计划评估与审核

（一）等剂量曲线和等剂量面

等剂量面代表一个指定剂量所覆盖的靶区体积。通过旋转等剂量面可以评估靶体积的剂量覆盖情况。可以通过查看单个层面的等剂量面分布或正交平面（如横断面、矢状面和冠状面）或三维方向的等剂量面来评估治疗计划。如在正交平面上显示等剂量线，仅显示覆盖对应靶区层面的等剂量面（图 4-23）。

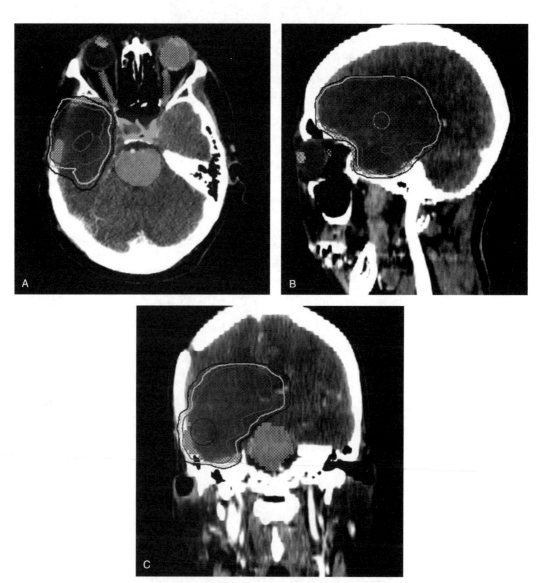

图 4-23　胶质瘤的适形治疗计划的等剂量曲线
A. 横截；B. 矢状；C. 冠状。

三维治疗计划的主要优点之一是可显示剂量分布，操作简单，以单个层面、正交平面或三维形式显示等剂量线或等剂量面对靶体积的覆盖情况。剂量分布通常需按照处方剂量点为 100% 的方式进行归一。

（二）剂量 - 体积直方图

以等剂量线或等剂量面的形式显示剂量分布很实用，因为它不仅能显示均匀剂量、高剂量或低剂量的区域，还能显示剂量分布与其解剖结构的相对位置和范围。在三维治疗计划中，还应关注各器官的剂量体积直方图（dose volume histogram，DVH）。DVH 提供了靶区及危及器官受照剂量与体积的定量信息，是评估放疗计划的另一个重要工具。

DVH 可以用两种形式表示：积分 DVH 和微分 DVH。积分 DVH 是接受某剂量或高于该剂量的器官结构体积与剂量的函数关系图（图 4-24），积分 DVH 曲线上的任何一点都显示了接受指定剂量或高于该剂量的体积，如靶区 $D_{95\%}>50Gy$ 表示 95% 的靶体积应接受大于 50Gy 的剂量，OAR 的 $V_{30}<20\%$ 表示该组织受到 30Gy 以上剂量覆盖的体积应小于器官总体积的 20%。积分 DVH 用于同一治疗计划中不同器官间的剂量分布评价。微分 DVH 是某一器官内受照体积与剂量间的相对关系，表示多少体积单元受到某一剂量范围内的照射。如 OAR 限量 $D_{2cm^3}<30Gy$ 代表该组织受量 30Gy 的体积应小于 $2cm^3$。微分 DVH 显示了器官结构内剂量变化的程度，常在常规分割计划中评价串联危及器官及立体定向放疗计划中评价正常组织剂量时使用。

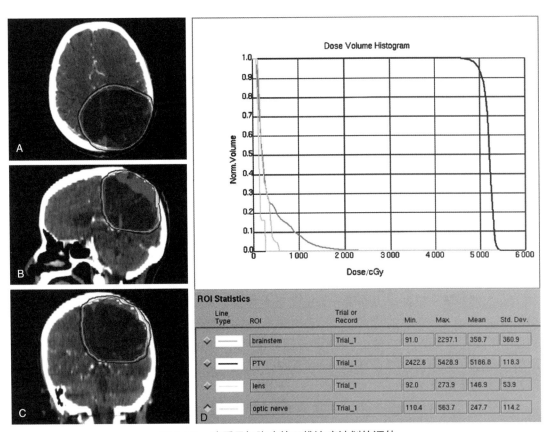

图 4-24 胶质母细胞瘤的三维治疗计划的评估
A. 横截面；B. 矢状面；C. 冠状面等剂量曲线；D. 积分剂量 - 体积直方图（DVH）。

二、治疗计划验证

肿瘤精确放疗从定位到计划的执行均要求做到准确，当计划制定完成并确认后，需要对计划执行的精确性、重复性和安全性进行验证和监测。计划传输、执行等方面出现偏差将会使治疗的精确性下降，甚至造成治疗失败，因此计划验证是整个精确放疗过程中质量控制的重要一环。计划验证分为治疗前验证（即离体验证）、治疗中验证（即在体验证）和治疗后复核（即日志文件分析）。由于设备和技术的限制，目前多采用执行前验证，并且由于调强技术的特点，即照射强度不均一、剂量变化复杂，因此除点剂量验证外，还需要更加完善的验证技术，如二维和三维剂量验证。

（一）点剂量验证

通常可采用电离室及相应模体进行测量，选择合适的电离室对验证结果至关重要，有效体积约为 0.1cm³ 的电离室在 IMRT 计划验证中有较好的重复性和可靠度。将治疗计划移植到模体进行剂量分布计算，模体可以是固体水、其他均匀或非均匀模体，也可以是在治疗计划系统中建立的虚拟水模体。在创建移植计划后，建议根据靶区形状特点适当调整测量点的位置，一般选择靶区内剂量变化梯度小的位置。靶区外危及器官、半影区等低剂量高梯度位置的剂量验证不建议使用点验证，这些区域剂量分布可以使用胶片等进行二维、三维验证。由于 IMRT 技术强调的是二维射野内照射强度的不均匀性，点验证只能作为 IMRT 计划的一种辅助验证方式。

（二）二维剂量验证

1. 胶片　胶片是一种很好的 IMRT 计划验证工具，胶片分辨率高，适用于在高剂量变化梯度区域及半影区测量。胶片可与固体水模体配合进行任意角度的测量，实践中通常将所有调强野的机架角度置于加速器机架 0° 进行测量。胶片在二维空间上具有很好的探测分辨率，其不足之处在于刻度、剂量读取和分析过程中系统性和随机性误差较多，可能导致结果的精确性下降。

2. EPID　EPID 是一种容易操作的剂量验证工具。EPID 使用累积曝光模式对照射全过程进行剂量测量从而实现计划验证。信号分辨率较高，测量效果堪比胶片。通过特殊算法可以预测患者计划投射到 EPID 的累计通量分布，与 EPID 采集的结果进行比较分析，完成患者治疗前计划验证（portal dosimetry）。同时，在患者治疗过程中，EPID 也可以记录 IMRT 计划射野形状及相对剂量，并与之前的采集结果进行比对分析，验证患者分次治疗的一致性。

3. 二维矩阵　根据探头性质分为电离室矩阵和半导体矩阵，具有快速显示探测结果，操作简便，集成化程度高的特点。与单独电离室或半导体探测器相同，二维矩阵在进行验证测量前需要进行气温、气压校正，并需要定期进行绝对剂量相对响应校准。由于探头尺寸的限制，在固定的探测平面内，其有效探测面积及信号分辨率要低于胶片和 EPID。

（三）三维验证

针对现代复杂放疗技术的剂量学特点，发展出了三维剂量验证工具。与传统的二维验证相比，三维验证在信号重建及结果分析方法上不尽相同。常见的三维验证工具有 COMPASS 系统和 ArcCheck 系统。

COMPASS 系统是将 MatriXX 矩阵固定于机头，始终垂直于射束从而连续收集射束信号，然后将测量的 MLC 到位位置和剂量反推到患者治疗计划的 CT 中重建剂量分布并与 TPS 计算结果进行比较。验证过程中，剂量工具的位移，角度修正等因素对结果的影响不容易排除。

ArcCheck 系统是将半导体探头以纵向螺旋状排布在圆柱形模体表面使机架旋转至任一角度都有探头垂直于射束，从而极大地减少了半导体的角度依赖性。类似于 COMPASS，ArcCheck 的测量结果可以通过 SNC Patient 软件反推至患者计划图像上，以获取实际照射产生的 DVH 并与原始计划 DVH 进行比较和误差分析。

（史传磊　黄永杰　张喜乐　邱晓光）

第五章

电子束照射剂量学

高能电子束进行肿瘤放射治疗始于 20 世纪 50 年代,在现代放疗技术中有着重要的地位,约 10%~15% 的患者需要使用高能电子束治疗。电子束相比高能 X(γ)射线具有皮肤剂量高,高剂量治疗坪区宽泛,高剂量治疗坪区后,剂量跌落迅速等特点,通常用于治疗位置表浅或偏心的肿瘤。本章将介绍电子束产生、电子束剂量分布特点、计划设计原理及特殊照射技术等内容。

第一节　治疗电子束的产生

一、电子束的产生

现代医用直线加速器除提供高能 X 射线外,通常还能提供能量范围在 4~25MeV 之间的数挡高能电子束。

电子枪加热产生电子,在加速管内通过微波加速和偏转磁铁偏转后引出电子束。束流发散角很小,基本可以看作是单能窄束,须加以展宽才能用于临床。

二、电子束展宽的方法

(一) 利用散射箔展宽电子束

1. **单散射箔**　根据电子束易于散射的特点,将射束展宽。散射箔一般采用金属薄片,其厚度要达到能够使电子束形成完全散射,同时尽可能降低韧致辐射的发生。散射箔可以有效地将电子束展宽到临床所需的最大射野范围。

电子束通过散射箔展宽后,经过次级准直器和电子束限光筒形成治疗用射野。在此过程中产生散射电子,从而改变电子束的角分布并使其能谱展宽,改善射野均匀性。同时,散射电子会导致建成区的剂量显著增加,其影响随限光筒到照射表面距离的增加而减少。

2. **双散射箔**　第一散射箔的作用,是利用电子穿射时发生的多重散射,将射束展宽;第二散射箔类似于 X 射线发生系统中的均整器,增加射野周边的散射线,使整个射线束变得均匀平坦(图 5-1),进一步改善电子束的能谱和角分布。使用双散射箔系统时,电子束限光筒可使用边框式限光筒(图 5-2),此时边框式限光筒仅起确定射野大小(几何尺寸)的作用。

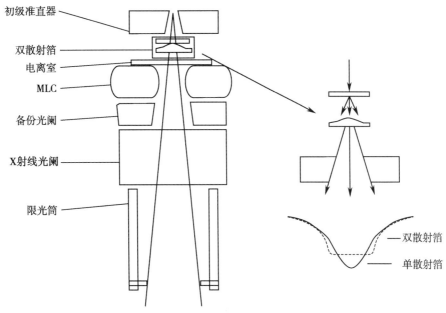

初级准直器

双散射箔

电离室

MLC

备份光阑

X射线光阑

限光筒

双散射箔

单散射箔

图 5-1 加速器机头结构及双散射箔示意图

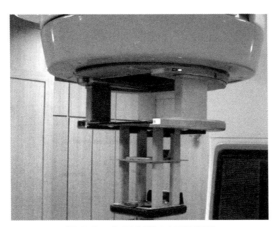

图 5-2 电子束限光筒示意图

（二）电磁偏转原理展宽电子束

为减少或避免电子束穿过散射箔时与之相互作用产生 X 射线污染,电子束展宽的另一种方式是利用电磁偏转原理展宽电子束。采用类似电视光栅式扫描或螺旋式扫描的方法,将窄束电子打散,使电子束展宽。其特点是能谱窄,剂量跌落的梯度更为陡峭,可以减少或避免因电子束穿过散射箔产生的 X 射线污染,还具有容易形成电子束不规则调强射野的特点。

第二节　电子束射野剂量学

一、中心轴百分深度剂量曲线

百分深度剂量

电子束百分深度剂量为射野中心轴上某一深度 d 处的吸收剂量率 D_d 与参考剂量深度 d_0 处的吸收剂量率 D_{d_0} 的百分比：

$$PDD = \frac{D_d}{D_{d_0}} \times 100\% \qquad\qquad （式 5\text{-}1）$$

电子束的中心轴深度剂量定义与高能 X 射线相同，但电子束容易散射，穿透能力比高能 $X(\gamma)$ 射线弱，模体内电子束百分深度剂量曲线分布与高能 $X(\gamma)$ 射线不同（图 5-3）。

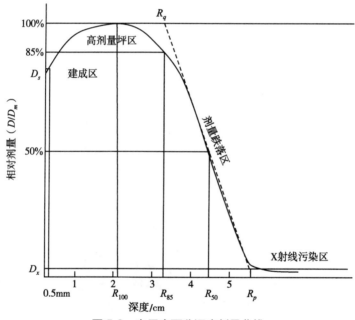

图 5-3　电子束百分深度剂量曲线

电子束百分深度剂量曲线相关参数：

D_s：表面剂量，以表面下 0.5mm 处的剂量表示；

D_{max}：最大剂量点剂量；

R_{100}：最大剂量点深度；

D_x：电子束中 X 射线剂量；

$R_t(R_{85})$：有效治疗深度，即治疗剂量规定值（如 $85\% D_{max}$）处的深度；

R_{50}：$50\% D_{max}$ 或半峰值处的深度（HVD）；

R_p：电子束的射程；指 PDD 最为陡峭点的切线同韧致辐射形成本底的外推线相交处所

对应的深度。能量越高,R_p 值越大。

R_q:百分深度剂量曲线上,过剂量跌落最陡点的切线与 D_{max} 水平线交点所对应的深度。

高能电子束的百分深度剂量曲线分为 4 个部分:

1. **剂量建成区**　从表面到最大剂量点深度为剂量建成区,其宽度随射线能量增加而增大。相比于高能 X(γ) 射线,高能电子束的表面百分剂量值更高,且随能量的增加而增加;其原因是电子束更易散射且散射角更大,可以在更短的距离内快速的形成剂量建成区,也导致其剂量建成效应不明显。

2. **高剂量坪区**　从最大剂量点深度到有效治疗深度(R_{85}),可形成相对均匀分布的高剂量坪区,剂量变化梯度较小。能量越高,高剂量坪区越宽。

3. **剂量跌落区**　高剂量坪区之后剂量陡然降低称之为剂量跌落区,用剂量梯度 G 来度量剂量跌落,定义为 $G=R_p/(R_p-R_q)$,G 值一般在 2~2.5 之间。电子束能量越低,G 值越大,低能量的电子能以较大的散射角度从原始轨迹散射出去,剂量跌落越快。

4. **X 射线污染区**　电子束在引出过程中经过散射箔、监测电离室、次级准直器和电子限光筒时与之相互作用产生 X 射线。电子束到达最大射程 R_p 之后,剂量曲线上会出现一条拖尾即为 X 射线污染区。X 射线污染会增加治疗区后正常组织的剂量。医用直线加速器电子束中 X 射线的污染水平与机器的设计和电子束的能量大小有关:6~12MeV 为 0.5%~1.0%;12~15MeV 为 1%~2%;15~20MeV 为 2%~5%。在实施电子束全身照射时,由于 X 射线污染的存在,全身接受了低剂量的 X 射线照射,应充分考虑并精确地测定全身的累积剂量。

二、影响电子束百分深度剂量的因素

(一)能量对百分深度剂量的影响

电子束百分深度剂量分布随着电子束能量的增加而变化(图 5-4),其分布的变化表现在以下几个方面:

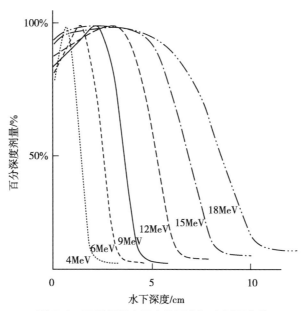

图 5-4　不同能量电子束的百分深度剂量曲线

1. 随着电子束能量的增加,表面剂量 D_s 增加,如 4MeV 电子束的表面剂量约为最大剂量的 75%,20~25MeV 电子束在 90% 以上(图 5-5)。

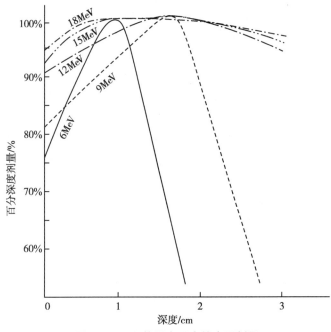

图 5-5　不同能量电子束的表面剂量

2. 在能量较低时,电子束最大剂量深度 d_{max} 随着能量增加而增加,但能量较高时该趋势不明显。

3. 电子束能量较低时,电子易受库仑力作用,以较大的角度散射,偏离原入射方向,并在较短的距离完成剂量建成。

4. 随着电子束能量的增加,高剂量坪区变宽。

5. 随着电子束能量的增加,剂量跌落梯度越来越缓慢。

6. 随着电子束能量的增加,X 射线污染增加。

为充分发挥高能电子束的临床剂量学优点,临床中应用的高能电子束,能量应在 4~25MeV 范围。

(二) 照射野大小对百分深度剂量的影响

低能时,因射程较短,射野大小对百分深度剂量的影响较小。

对较高能量的电子束,因射程较长,使用较小的照射野时,百分深度剂量变化较大,相当数量的电子被散射出照射野,导致百分深度剂量随深度增加而减小。当照射野增大时,最初中心轴由于散射损失的电子被逐渐增加的射野周边散射电子补偿,百分深度剂量明显增加,一旦侧向散射平衡建立,百分深度剂量不再随射野的增加而变化。一般条件下,当照射野的直径大于电子束射程的 1/2 时,百分深度剂量随照射野增大而变化极微。不同能量电子束的百分深度剂量随射野大小的变化情况如下(图 5-6)。

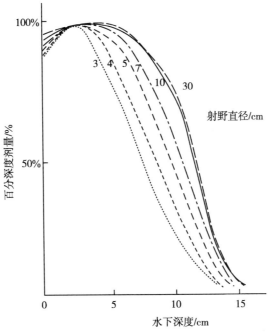

图 5-6　照射野大小对百分深度剂量的影响

（三）源皮距对百分深度剂量的影响

随着限光筒到皮肤表面的距离增加,对百分深度剂量的影响主要表现在以下 4 个方面（图 5-7）：

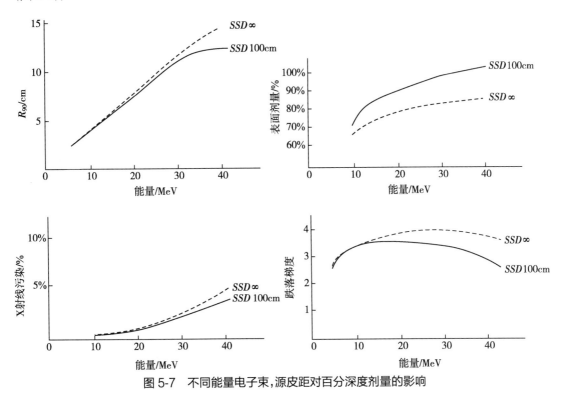

图 5-7　不同能量电子束,源皮距对百分深度剂量的影响

1. 表面剂量 D_s 降低。

2. 最大剂量深度 d_{max} 变深。

3. 剂量梯度变陡。

4. X 射线污染稍有增加。

为保持电子束的剂量分布特点,加速器厂家设计电子束限光筒紧贴患者皮肤表面或仅留有 5cm 左右的间隙。在某些特殊情况下,如患者照射部位体表的弯曲或使用大照射野,都会改变限光筒到皮肤之间的距离,从而造成源皮距的变化,这种变化会直接影响到百分深度剂量及剂量分布,而且高能电子束较低能电子束变化更为显著。一般来说,如果源皮距变化不是很大,剂量计算可以通过有效源皮距的计算得出;若源皮距变化很大,如电子束全身照射,就要根据实际情况,具体测量出百分深度剂量相关参数的变化。

三、电子束的等剂量线分布

电子束的等剂量线分布随照射深度的增加和电子束能量的变化而变化。高能电子束等剂量线分布的显著特点为:低值等剂量线向外侧扩张,高值等剂量线向内侧收缩。

照射野大小也对高值等剂量线的形状有所影响。如 12MeV 的电子束照射野从 3cm×3cm 增大到 20cm×20cm 等剂量线变化情况:90% 等剂量线的底部形状,由弧形逐渐变为平直(图 5-8),造成这种现象的原因主要是电子束易于散射。

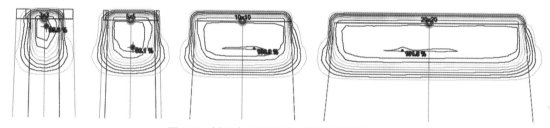

图 5-8　射野大小对电子束等剂量线的影响

四、电子束射野均匀性及半影

垂直于电子束射野中心平面的剂量分布可以用射野的均匀性、平坦度及半影等参数来描述。$\frac{1}{2}R_{85}$ 深度处、与射野中心轴垂直的特定平面,用于定义和描述电子束照射野均匀性、平坦度和半影(图 5-9)。

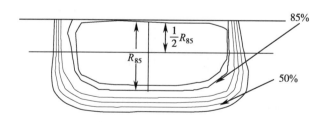

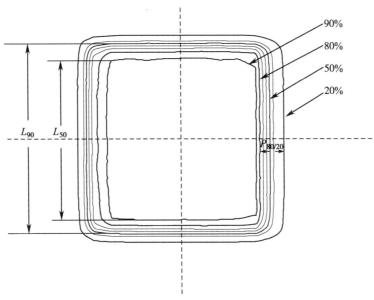

图 5-9　电子束射野均匀性和半影示意图

电子束射野均匀性：采用均匀性指数 $U_{90/50}$（ICRU 建议）描述，其数值等于特定平面内 90% 与 50% 等剂量分布曲线所包括的面积之比。对于 $100cm^2$ 以上的照射野，此比值应大于 0.70，或沿射野边和对角线方向 90%,50% 等剂量线的边长之比 $L_{90}/L_{50} \geqslant 0.85$。同时在该平面内出现剂量超过中心剂量 3% 的剂量"热点"所包括面积的等效圆直径应小于 2cm。

电子束的物理半影，由特定平面内 80% 与 20% 等剂量曲线之间的距离确定。一般条件下，限光筒到表面距离在 5cm 以内，能量低于 10MeV 的电子束，半影为 10~12mm；能量为 10~20MeV 的电子束，半影为 8~10mm；而当限光筒到表面距离超过 10cm 时，半影可能会超过 15mm。

五、电子束的"虚源"及有效源皮距

电子束的"虚源"定义为：加速管中加速的一窄束电子束，经偏转穿过电子窗、散射箔、监测电离室、限束系统等而扩展成一宽束电子束，好像从某一位置（或点）发射出来，此位置（或点）称为电子束的"虚源"位置（图 5-10）。

影响虚源位置的因素很多，对同一能量的电子束，射野大小亦会影响它的位置。因此，不能用虚源到表面的距离去准确校正延长源皮距后输出剂量的变化。实际临床上，用的是电子束有效源皮

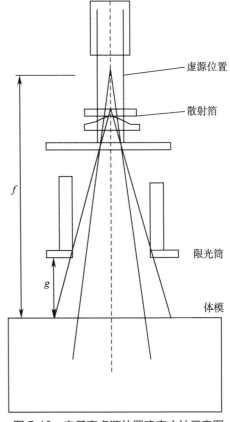

图 5-10　电子束虚源位置确定方法示意图

距,需要测量得到。测量电子束有效源皮距(f)的方法:将电离室放置于水模体中射野中心轴上最大剂量深度处。首先使电子束限光筒接触水表面,测得电离室读数I_0,然后不断改变限光筒与水表面之间的空气间隙g,至约20cm,得到相对不同空气间隙g的一组数据I_g,如果电子束的输出剂量率随源皮距的变化遵循距离平方反比规律,则有:

$$\frac{I_0}{I_g}=\left(\frac{f+d_m+g}{f+d_m}\right)^2 \tag{式 5-2}$$

$$或 \sqrt{\frac{I_0}{I_g}}=\frac{g}{f+d_m}+1 \tag{式 5-3}$$

由$\sqrt{\dfrac{I_0}{I_g}}$相对于g可作一直线(图 5-11),则有效源皮距f等于:

$$f=\frac{1}{直线斜率}-d_m \tag{式 5-4}$$

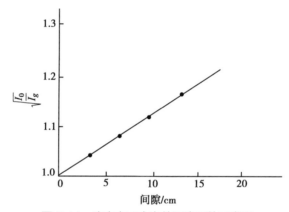

图 5-11　确定电子束有效源皮距的示意图

电子束有效源皮距随着辐射能量和射野大小而变化(图 5-12)。这一变化是由于不同能量和照射野条件下,电子束散射不同的缘故。

六、电子束的输出因子

电子束的输出因子定义为电子束的不同限光筒条件下d_{max}处剂量率与10cm×10cm限光筒条件下d_{max}处剂量率的比值。典型的限光筒尺寸为:6cm×6cm、10cm×10cm、14cm×14cm、20cm×20cm 和 25cm×25cm。对比加速器不同能量下多个限光筒电子束输出因子,可以看出,电子束输出剂量的变化不仅幅度大于 X 射线输出剂量的变化,同时变化也不像高能 X 射线那样呈明显的规律性(图 5-13)。因此在临床应用时,应对本单位加速器配置的每个电子束限光筒进行实际测量。

影响电子束输出剂量率的一个重要的因素是次级准直器打开的尺寸。对于高能 X 射线,射野输出剂量率随射野的增大呈规律增加。电子束由于其本身的物理特点,如具有一定的射程、易于散射等,加上射束系统的影响,使得电子束输出剂量率随射野变化的规律十分复杂。对应每一个电子束限光筒,准直器打开的尺寸也是确定的,一般要大于限光筒的尺寸。如果改变了准直器尺寸的设定,即使电子束限光筒不变,电子束的输出剂量率也会有较大的变化,特别是对低能电子束。

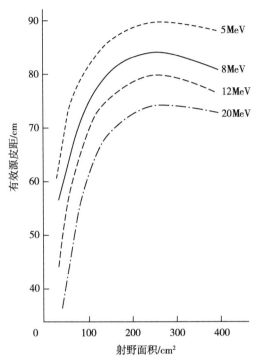

图 5-12 电子束有效源皮距随能量和射野面积
变化曲线示意图

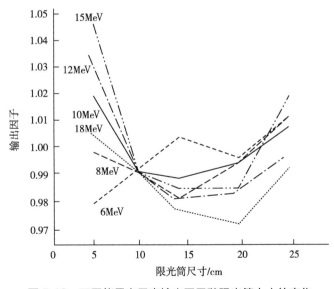

图 5-13 不同能量电子束输出因子随限光筒大小的变化

使用 10cm×10cm 电子束限光筒,当改变准直器的尺寸,最大剂量深度 d_{max} 处的输出剂量随之改变。对 4MeV 电子束输出剂量率的变化甚至可达 1 倍之多(图 5-14)。准直器尺寸大小的设定,不仅影响电子束射野的平坦度和对称性,同时也会影响其治疗输出剂量率。在现代医用直线加速器中,电子束治疗模式下,均采用 X 射线治疗准直器射野跟随系统,即随电子束限光筒的插入,自动选定相应的 X 射线治疗准直器的开口大小,以获得最佳的电子束射野平坦度和对称性,并使输出剂量率更加稳定。

限光筒距患者或模体表面的距离对输出剂量也有影响:当限光筒与模体表面的距离增大,即有效源皮距增大时,低能、小照射野的输出剂量受影响较大;高能、大照射野的输出剂量受影响较小。

在对患者做电子束照射时,根据肿瘤的形态及大小,在限光筒的底端插入由低熔点铅(LML)制成有一定厚度的挡板进行遮挡,形成规则或不规则的照射野以保护周围正常

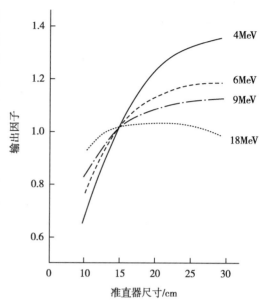

图 5-14　准直器尺寸对电子束的输出因子的影响

组织。不规则野形状与限光筒标准野差别很大时,这些射野输出因子需要实际测量。对于小尺寸照射野,无法建立侧向散射平衡,射野内侧向散射的份额明显减少,百分深度剂量分布和输出因子的大小及 d_{max} 位置也会变化,这些变化在测量电子束小野输出因子时应予以考虑。

第三节　电子束治疗计划设计

由于电子束容易散射,影响输出剂量的因素比较多,因此在临床应用时应特别注意:照射时应尽量保持射野中心轴垂直入射表面,即限光筒端面与患者皮肤平行,同时确保限光筒端面至皮肤的距离准确。这是由于电子束的一些重要剂量学参数,如百分深度剂量、输出因子及等剂量分布曲线,极易受到诸如人体曲面、斜入射和源皮距等影响而发生较大的变化。这些变化有些没有规律性,有些虽有一定规律性可采用数学的方法进行校正,但也必须进行实际测量,得到具体照射条件的实测数值,供临床作计划时参考。

一、电子束处方剂量参考点

通常在高能电子束单野照射时,当线束垂直入射,选择适当的能量和限光筒使得射野中心轴上最大剂量点处在计划靶体积(planning target volume, PTV)的中心(或中心区域),此时中心轴上最大剂量点可作为处方剂量参考点;当最大剂量点不在 PTV 的中心区域时,PTV 的中心也可作为处方剂量参考点。有时最大剂量甚至允许超过处方剂量 20%,但必须报告最大剂量值及所在位置,这种情况下,需注意皮肤剂量可能大于处方剂量。当使用不规则野、线束斜入射或需要组织不均匀校正时,建议用治疗计划系统计算剂量分布,处方剂量点

选在 PTV 中心(或中心区域)处,并报告靶区的剂量不均匀性情况。

二、能量和照射野的选择

电子束能量的选择取决于被照射肿瘤的深度,单野照射时可以根据电子束百分深度剂量随深度变化的规律,电子束的有效治疗深度(cm)等于 1/4~1/3 电子输出能量(MeV)。临床应用中选择电子束能量一般应根据靶区深度,靶区剂量的最小值及危及器官可接受的耐受量等因素综合考虑。

电子束治疗选择照射野大小的原则,应确保特定的等剂量曲线完全包绕 PTV。由于电子束高值等剂量曲线随深度增加而内收,在能量较高和射野较小时,此现象更加突出。因此选择照射野大小,需要按 PTV 的最大横径适当放宽。一般情况下,所选电子束射野应等于或大于靶区横径的 1.18 倍,并在此基础上,根据靶区最深部分宽度的情况再放宽0.5~1.0cm。

三、射野形状及挡铅技术

电子束的射野形状由电子束限光筒或在限光筒底端插入由低熔点铅制成的且中间有开口的一定厚度挡板形成,前者一般形成限光筒标准野(图 5-15),后者形成非标准野(包括矩形野和不规则野)。

临床上很少使用限光筒标准野进行治疗,大部分电子束照射要在限光筒底端插入由 LML 制成的中间有开口的挡板形成非标准野。非标准野的形

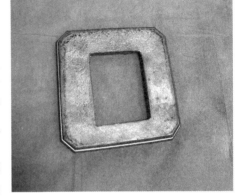

图 5-15 低熔点挡铅板示意图

状一般由医生根据 PTV 横径再外放一定距离。挡铅板厚度要依据不同电子束能量在铅材料中的穿射曲线确定,一般临床要求 95% 以上射线被屏蔽,即一定的挡铅板厚度使得透射率不大于 5%(表 5-1)。

表 5-1 不同能量电子束 5% 透射率所需 LML 厚度

能量 /MeV	LML 厚度 /mm
6	2.3
9	4.4
12	8.5
16	18.0
20	25.0

四、电子束的补偿技术

在电子束治疗中,补偿块被用来改变电子束在患者体内的剂量分布,主要用于以下三方面:①提高皮肤剂量;②补偿人体不规则的体表使之平坦;③减弱电子束的穿透能力,保护靶区后方的正常组织器官。

在临床应用中,对于极其表浅的病变,加速器电子束的最低能量也显得过高,不能充分保护病变后方的正常组织,同时病变前缘的剂量偏低。此时,用一定厚度的组织等效材料紧贴在患者皮肤表面来缩短电子束在患者体内的射程,提高病变前缘的剂量,减少病变后缘的剂量,保护正常组织器官,从而克服电子束能量过高的问题。在实际临床应用中,加速器某一挡能量电子束对于病变穿透深度不足,而下一挡能量电子束穿透深度太深,此时选择适当厚度的组织等效补偿物紧贴患者皮肤,可以解决这一问题。

临床常用的补偿材料有石蜡、聚苯乙烯和有机玻璃,其密度分别为 $0.987g/cm^3$、$1.026g/cm^3$ 和 $1.11g/cm^3$。前两种材料因密度接近软组织,使用较多。石蜡易于成形,又能很紧密敷贴于人体表面,避免或减少补偿材料与皮肤间的空气间隙,常被用来补偿患者不规则体表。

电子束的补偿技术也用来修正等剂量线的形状使其与靶区适形。在电子束治疗中,不规则的体表会导致复杂的剂量分布,在靶区中产生剂量"热点"和"冷点",此时可在患者体表敷贴不等厚度的补偿材料,达到消除剂量"热点"和"冷点"的目的。胸壁电子束照射,不加补偿材料时,肺前缘的剂量较高(80%),并有一高剂量区(139%);沿胸壁填加补偿材料,并主动增加高剂量区位置对应体表处补偿材料的厚度,既降低了肺前缘的受量,又消除了剂量"热点",可见图 5-16。

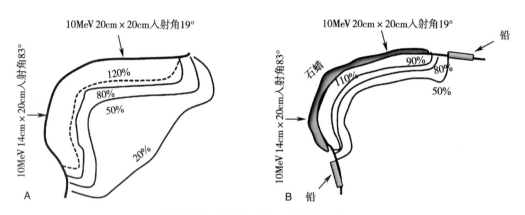

图 5-16　电子束胸壁照射的剂量分布
A. 不加石蜡补偿;B. 加石蜡补偿。

五、电子束的射野衔接技术

电子束的射野衔接一般包括两种方式,电子束与电子束射野衔接和电子束与高能 X 射线射野衔接。

(一)电子束与电子束射野衔接

对一些特殊部位的病变如弯曲度较大且深度不一的胸壁照射,单一电子束射野不能包绕整个靶区,需要采用多个相邻野衔接进行照射。电子束射野间衔接主要考虑电子束等剂量线随深度的变化情况。电子束较高的物理半影以及低值等剂量线外膨、高值等剂量线内收等剂量学特性使得电子束照射野衔接无法避免在靶区中产生剂量"热点"和"冷点"。

根据射线束宽度随深度变化的特点,不同能量电子束与电子束射野衔接的基本原则是:

1. 两野在皮肤表面相重叠衔接。

2. 两野留有一定的间隙相衔接。

3. 两野共线相衔接,最终使其50%等剂量曲线在所需深度相交,形成相对较好的剂量分布。

从9MeV和6MeV电子束两野衔接不同间隔时等剂量线的分布情况(图5-17),可以看出,无论何种情况,剂量"热点"和"冷点"不可避免。在实际临床治疗过程中,可周期性改变衔接位置,以避免固定范围的剂量"热点"和"冷点"。

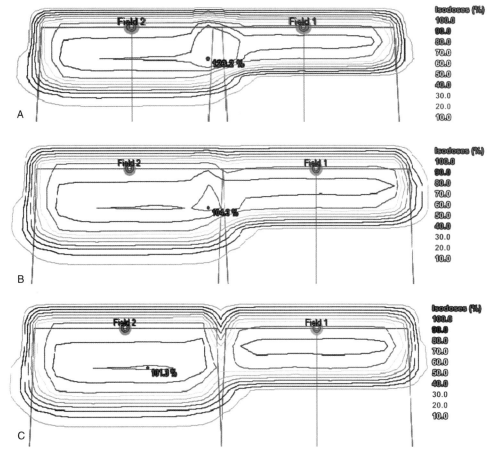

图5-17　9MeV和6MeV电子束两野衔接不同间隔时的等剂量线分布
A. 重叠0.5cm;B. 射野共线;C. 间隔0.5cm。

(二) 电子束与高能X射线射野衔接

临床应用中,特别是在乳腺癌的治疗时,会遇到电子束与高能X射线射野衔接问题。因为高能X射线射野一侧剂量分布比较确定,电子束与高能X射线射野衔接比电子束射野间衔接要简单一些。一般说来,采用的方法往往是使两野在皮肤表面共线,由于电子束射野产生的侧向散射会使得在X射线照射野一侧出现剂量"热点",电子束高值等剂量线内收会使得在电子束一侧出现剂量"冷点"。

9MeV电子束与6MeV X射线照射野在皮肤表面共线衔接时的剂量分布(图5-18)。从图中可以看出,剂量"热点"和"冷点"分布还同时受到电子束源皮距的影响,延长源皮距使得电子束等剂量曲线变劣,剂量"热点"和"冷点"的区域面积增大。

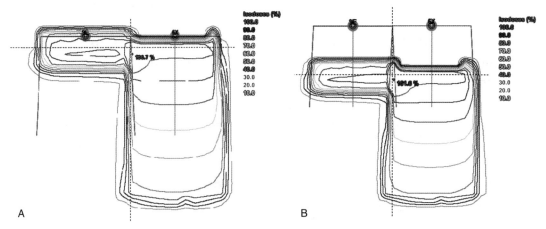

图 5-18　电子束与高能 X 射线射野共线衔接时的剂量分布图

A. *SSD*=100cm；B. *SSD*=105cm。

第四节　电子束的特殊照射技术

一、电子束全身照射技术

电子束全身照射技术(total skin electron irradiation, TSEI)主要用来治疗浅表病变,如蕈样肉芽肿等。标称治疗源皮距条件下,加速器所能提供的最大单一照射野不能满足覆盖患者全身的需要,可以采用延长治疗距离、旋转照射、扫描照射技术来实现。

(一) 全身照射的实现方法

1. 双机架角多野照射技术要点和剂量学参数　治疗距离为 3~4m,机架角沿水平方向上下转动 ±20° 左右,以获得在沿患者纵轴方向(垂直方向)足够大的照射野(图 5-19,图 5-20)。患者采用站立位,每一机架角分别给予 2 个前后野及 4 个斜野的照射,每野间隔 60°,全身共12 个照射野。每天照射 3 个照射野,4d 为一个治疗周期。剂量学特点为:患者体表处电子束

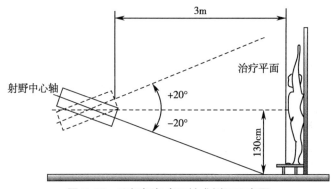

图 5-19　双机架角多野技术侧面示意图

平均能量为 2.3MeV,合成照射野的几何尺寸为 60cm×200cm,均匀性变化 ±5%,X 射线污染小于 1%,各部位实际接受剂量的差别小于 ±11%。

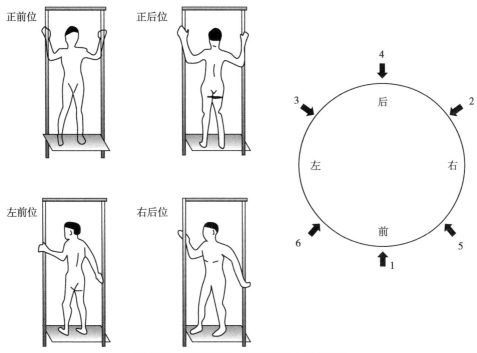

图 5-20 患者体位及射野轮照次序示意图

1~3 为第一天照射方向,4~6 为第二天照射方向。

2. 双对称旋转照射技术的要点和剂量学参数 改站立位为平躺位,以机架旋转实施照射(图 5-21)。①治疗距离为 2m,等中心位置照射野为 9.5cm×40cm。患者采用水平仰卧

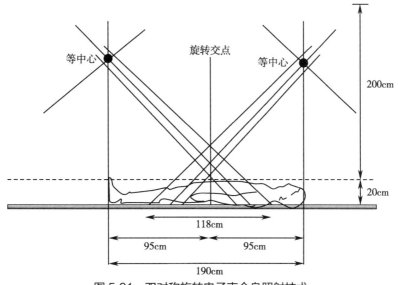

图 5-21 双对称旋转电子束全身照射技术

位,头脚两端分别为两个弧形野的旋转中心,旋转角度为 ±48°。两弧形野的交点在患者体表中心点的上方,射野重合后的最大范围为118cm;②每一弧形野分别给予 2 个前后野及 4 个斜野的照射,每野间隔 60°,一个治疗周期为 4d;③剂量学特点:体表处的电子束平均能量为 4.4MeV,合成照射野的几何尺寸为 45cm×200cm,皮肤剂量的变化范围为 85%~100%,X 射线污染小于 2%。45cm×200cm 照射野内,均匀性变化 ±2%~±5%。在照射野长短轴方向的剂量分布和横断面的百分深度剂量分布如下(均为胶片法测量结果)(图 5-22)。

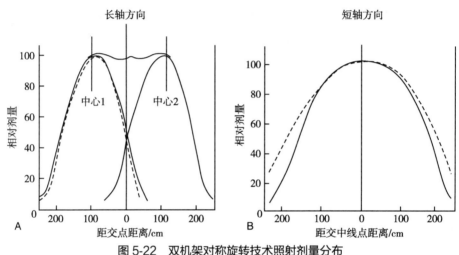

图 5-22　双机架对称旋转技术照射剂量分布
A.沿患者长轴方向;B.沿患者短轴方向。

(二)剂量计算与校准

电子束全身照射技术患者所接受的剂量是多野照射的累积量,剂量的校准分两个步骤进行:

1. 按照 TSEI 技术的几何条件,电子束水平照射,使用薄窗型平行板电离室,在椭圆形固体体模中,校准其表面输出剂量(深度为 0.2~0.5mm);

2. 同样几何条件,模拟双机架角多野照射技术,旋转体模改变它相对于入射线的方位,每 60° 一个间隔,测定剂量累积因子(multiplication factor,MF),实验表明 MF 的值为 2.5~3.0。

治疗时要选择适宜的电子束能量;确保具有足够大的照射野;尽量降低 X 射线的污染。为保证电子束全身皮肤照射的准确性和安全性,要具备完善的测量设备,并且使用正确的剂量校准方法。

二、电子束术中照射技术

术中照射(IORT)是使用 6~20MeV 能量的高能电子束,在直视下对病灶进行 10~20Gy 单次大剂量照射的技术。照射范围包括经手术切除肿瘤病灶后的瘤床、残存灶,或借助手术暴露但不能切除的肿瘤原发病灶、淋巴引流区等。术中照射的主要目的是减少正常组织的放射并发症和提高肿瘤的局部控制率。

电子束术中照射应用的限光筒主要由适配器、主限束器和治疗限光筒三部分组成。治疗限光筒要有不同的形状和足够的长度,以满足不同肿瘤形状及人体解剖深度的需要。与常规外照射相比,能够使射线直接有效地照射在肿瘤位置,通过适当遮挡,选取适合的电子束能量,能有效地保护周围正常器官,增加靶区的剂量。

（云惟康　于广浩）

第六章

重带电粒子剂量学

　　重带电粒子是失去部分或全部核外电子的各种原子核,它们都带正电荷,包括质子和重离子。与电子和光子相比,重带电粒子在与物质相互作用过程中,散射程度较低,运动径迹近似为直线,具有优良的物理学及生物学特性,可以在肿瘤区形成更加集中的高剂量照射,同时周围正常组织受照剂量更低,进而得到更好的保护。本章介绍重带电粒子剂量学,包括重带电粒子物理、生物学特性、计划设计和质控等内容。

第一节　质子重离子射线物理和生物特性

一、质子重离子射线物理特性

(一) 基本特性

　　质子重离子和 X 射线在剂量分布及特性上有着明显不同。质子重离子的射程是有限的,进入机体后,能量的消耗呈一坪区,在其径迹的终末处,能量骤然释放,形成一个剂量峰,即布拉格峰。由于质子重离子的质量约是电子质量的数千倍,它在物质内的散射程度远小于电子,在照射区域周围半影较小。进行质子重离子治疗时,肿瘤后面的正常组织几乎不受照射,肿瘤前面及两侧的正常组织受损伤也较小。

(二) 布拉格峰

　　1. 布拉格峰的定义　单能离子束流穿过介质时,在介质前端吸收剂量较低,在射程的末端吸收剂量迅速增加,形成一个尖锐的能量峰,即布拉格峰(图 6-1A)。与 X 射线的间接电离不同,质子重离子在穿透物质时,主要通过直接电离过程失去动能而减慢速度。其路径长度的能量损失(以 keV/μm 表示)随着粒子能量的降低而增加。

　　2. 展宽布拉格峰　临床治疗实际工作中,根据肿瘤的大小、深度,可通过微型脊形过滤器将质子重离子束尖锐的单能布拉格峰展宽为峰区近似高斯分布的微小展宽峰,多个微小展宽峰叠加成展宽布拉格峰(spread-out Bragg peak,SOBP)(图 6-1B)。与光子相比,重带电粒子治疗肿瘤的 SOBP 物理特性有显著的优势:①提高肿瘤区域受照剂量;②布拉格峰的远端剂量跌落快,使得肿瘤后方正常组织受照剂量少;③质子重离子通过物质时库仑散射少,其横向半影小,肿瘤周围组织器官受照剂量少。

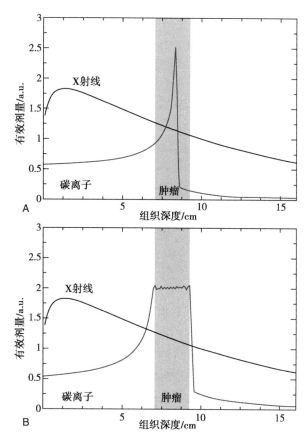

图 6-1　碳离子和 X 射线剂量分布的比较
A. 单能碳离子束流穿过介质的吸收剂量 - 深度分布；
B. 多个微小布拉格峰叠加而成的展宽峰。

（三）穿射深度（射程）

质子重离子射程的定义为物质中一半质子重离子静止的深度，射程本质上是一个平均量，为一束而不是某个质子重离子的穿射深度。大多数质子重离子几乎是直线运动的，只有很少部分靠近原子核的质子重离子会发生排斥性的弹性库仑为相互作用，使其偏离原来的直线轨道。

（四）剂量学中的相关概念

1. **远端剂量跌落**　远端剂量跌落定义为沿束流中心轴在水中测量的剂量（吸收剂量或相对生物效应加权剂量）从最大剂量值的 80% 减少到 20% 的距离。

2. **射野大小**　为空气中垂直于束流中心轴的等中心平面上，50% 等剂量曲线所包绕的面积。

3. **横向半影**　为在体模或空气中给定深度处，沿垂直于束流中心轴的线，剂量（吸收剂量或 RBE 加权剂量）从该深度处最大剂量值的 80% 到 20% 的距离。

4. **治疗宽度**　指在水中特定深度处，沿垂直于束流中心轴的线，最大剂量值 50% 的两点之间的距离。

5. **横向平坦度**　横向平坦度定义为均整区域内的最大、最小剂量偏离中心轴剂量的百

分数,公式如下:

$$F_{Lp} = \left[(d_{\max} - d_{\min}) / (d_{\max} + d_{\min}) \right] \times 100\% \qquad \text{(式 6-1)}$$

F_{Lp} 为横向平坦度指数,$d_{\max}$ 为均整区域内的最大吸收剂量,$d_{\min}$ 为均整区域内的最小吸收剂量。

6. 横向对称性　横向对称性定义为偏离中心轴对称两点的剂量差值与这两点剂量之和比值的百分数,公式如下:

$$S = \left[(A_1 - A_2) / (A_1 + A_2) \right] \times 100\% \qquad \text{(式 6-2)}$$

其中 A_1 和 A_2 是射野中相对于中心轴对称两点(左/右或上/下)的剂量(可以使用吸收剂量或相对生物效应加权剂量)。横向对称性仅适用于对称射野(例如,用于剂量测定和质量保证)。

二、质子重离子射线的生物效应

(一) 重离子射线对 DNA 的作用

遗传物质 DNA 是电离辐射损伤的主要靶点,其损伤方式主要包括碱基损伤、单链断裂、双链断裂等。重带电粒子与 X 射线同属于电离辐射,对 DNA 的损伤分为直接作用和间接作用两种。X 射线主要通过间接作用损伤 DNA 分子,而质子重离子束则主要通过直接作用损伤 DNA 分子。一系列的证据表明质子重离子束诱导细胞在 DNA 局部 1~2 个螺旋(约 10nm)之间出现 2 个或更多个损伤(单一或复合类型损伤),这种密集的损伤类型被称之为 DNA 团簇损伤(又称之为复杂或簇集 DNA 损伤)(图 6-2)。DNA 团簇损伤比单个独立的双链断裂更难以修复。

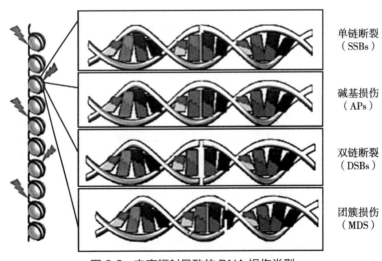

图 6-2　电离辐射导致的 DNA 损伤类型

(二) 线性能量转移

线性能量转移(linear energy transfer,LET)常被用来描述 X 射线以外辐射的生物效应,表示粒子在介质中每单位路径长度上的平均能量损失,即电离辐射贯穿物质时因碰撞而产生的能量转移,其单位为 J/m,常用 MeV/cm 表示。线性能量转移仅是统计量,没有考虑能量传递的不连续性。

线性能量转移的定义仅对纯粹单能离子束严格有效,但实际上治疗射野通常是混合能量的射束。由于二次粒子谱的建立和在治疗情况下能量的叠加,这个定义对于实际的治疗射束是不适用的。对于这种混合能量射束,必须定义平均 LET 值。对于光谱中所有能量和粒子的平均值,可以使用吸收剂量加权或通量加权平均值。作为深度 z 的函数,吸收剂量加权的 $LET_d(z)$ 如下:

$$LET_d(z) = \frac{\sum_i \int_0^\infty S_{el}(i,E,z) \cdot D(i,E,z)dE}{\sum_i \int_0^\infty D(i,E,z)dE} \approx \frac{\sum_i \int_0^\infty S_{el}^2(i,E,z) \cdot \Phi(i,E,z)dE}{\sum_i \int_0^\infty S_{el}(i,E,z) \cdot \Phi(i,E,z)dE} \quad \text{(式 6-3)}$$

式中 $D(i,E,z)$ 表示 i 型粒子的吸收剂量,深度 z 处的能量 E 和 $S_{el}(i,E,z)$ 是该粒子对应的线性阻止本领。右边的项将吸收剂量近似为能量注量 Φ 和阻止本领的乘积,是蒙特卡罗系统中典型的数值计算 LET_d 的方法。与此相反,通量加权的 $LET_f(z)$ 如下:

$$LET_f(z) = \frac{\sum_i \int_0^\infty S_{el}(i,E,z) \cdot \Phi(i,E,z)dE}{\sum_i \int_0^\infty \Phi(i,E,z)dE} \quad \text{(式 6-4)}$$

LET_d 广泛应用于各种相对生物效应(relative biological effectiveness,RBE)模型,LET_f 则通常用于 RBE 上的实验性放射生物学数据。由于这两个值存在显著差异,应明确规定在不同情况下使用哪种线性能量转移。

(三) 相对生物效应

相对生物效应是指产生相同生物效应的基准放射线剂量与给定放射线剂量之比。RBE 是为了比较不同的电离辐射引起的生物学效应而引入的概念。用于 RBE 计算的基准射线通常选用 250kV 的 X 射线,有时选用钴 -60 的 γ 射线。

$$RBE = D_{\text{基准剂量}}/D_{\text{给定剂量}} \quad \text{(式 6-5)}$$

临床中普遍认为质子电离辐射的生物效应可以使用定值 1.1 来衡量。这一数值是基于相同剂量的质子比光子更加有效(10%)的假设得来的。RBE 是复合变量,与线性能量转移、粒子类型、分割剂量、组织和细胞类型、氧合状态和细胞周期等有关。与此同时,不同的质子重离子 RBE 模型之间对于相同辐射的生物效应认定也存在巨大差别,这导致质子重离子的 RBE 模型不统一且和生物实验数据差距较大。因此,若要获得质子和重离子准确的 RBE 模型并应用于临床治疗,仍需要进一步的实验和更多的数据。

(四) 氧增强比

氧增强比(oxygen enhancement ratio,OER)是指在无氧和有氧条件下达到同样的生物学效应所需要的剂量之比。细胞对辐射的生物效应很大程度上取决于细胞内氧含量,与含氧量相关的放射损伤的增加一般用氧增强比来描述。

$$OER = D_{\text{乏氧}}/D_{\text{富氧}} \quad \text{(式 6-6)}$$

因为乏氧的细胞对射线更不敏感,为达到相同的生物效应,乏氧条件下需要的剂量更高,所以两者的比值大于 1,比值越大,氧效应越明显。由于氧效应的产生主要由电离辐射的间接作用导致,所以低 LET 电离辐射的氧增强比要比高 LET 电离辐射的氧增强比高。一般情况下,常规剂量的 X 射线 OER 在 2.5~3 之间,而对于碳离子来说,LET 超过几十 keV/μm 时 OER 开始下降,在 100keV/μm 时,OER 的值为 2,并且在更高的线性能量转移区域中 OER 还会继续下降(图 6-3)。因此,高 *LET* 的重带电粒子束比 MV 级的光子束对肿瘤杀伤力更强,或者说肿瘤细胞对高 *LET* 的重带电粒子束更加敏感。

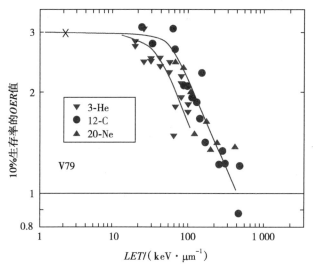

图 6-3 不同离子种类、不同线性能量转移离子束杀死中国仓鼠 V79 细胞的 *OER* 值

在临床实践中,改善肿瘤细胞的氧含量,从而进一步提高肿瘤细胞的放射敏感性可以更好地消灭肿瘤,例如使用乏氧细胞增敏剂。另外一方面,在放射治疗中,降低正常组织的氧含量可以保护肿瘤周围正常组织器官。

第二节 质子重离子束治疗计划设计

一、质子重离子束临床应用适应证

质子重离子治疗肿瘤的适应证如下:①中枢神经系统肿瘤,特别是在儿童或病变邻近关键器官或结构时(如位于视神经通路上);②头颈部肿瘤,能降低腮腺、下颌下腺、脊髓、眼、下颌骨的放射损伤;③眼球病变,能有效保护视力,降低失明风险,提高局部控制率;④胸部肿瘤,能降低心脏、肺、脊髓、臂丛神经的损伤,更好地保护肺和心脏的功能,降低放射性肺炎的发生率;⑤腹部肿瘤,能对放射抗拒的肿瘤进行放疗剂量升级,例如胆管癌;⑥盆腔肿瘤,能降低骨的吸收剂量,降低正常膀胱及肠道的受照射剂量,不损伤骶丛神经,保护双侧股骨头;⑦前列腺癌,能够对靶区进行高剂量照射,提高肿瘤治愈率,且不会增加不良反应发生率;⑧减少盆腔组织低量照射体积,也可以降低放射二次致癌的风险。

二、照射模式

(一)散射模式

散射模式是离子射线治疗中的常规治疗模式,它利用从加速器传输的聚焦离子射束,并将其通过单或双散射体散射,以获得具有大射野尺寸的离子射束。在离子束散射过程中,束流路径上利用降能器等设备进一步改变束流特性,例如,降能器可将束流调整至所需的能量,调制轮或脊形过滤器可将束流调制成具有剂量平坦区域的扩展布拉格峰。散射器、吸收器、调制轮或脊形过滤器通常安装在治疗机头中。在治疗机头末端射束到达患者之前,诸如限束器或多叶准直器(multi-leaf collimator,MLC)等装置可以插入于束流路径上,将束流准直到治疗所需的形状。具有不同厚度分布的补偿器也可使束流远端适形为治疗靶区远端的形态。

(二) 扫描照射模式

扫描照射模式是离子束照射模式的一种,与以往的散射模式不同,对照射到肿瘤的离子束不需进行扩散,而是保持离子束的细小直径,按顺序切换照射位置,改变每个离子束运输的离子数量,从而为不同形状的靶区提供高度适形剂量,并将对正常部位的影响控制到最小。此外,该技术还具有以下特点:

1. 无须为每个患者专门准备特殊的模具。

2. 由于离子束的利用效率很高,所以产生的不必要放射线更少,利于降低患者及工作人员受到的额外照射。

3. 能够减少医疗废物。

由于扫描照射技术的治疗过程是利用质子窄束像铅笔绘画一样对肿瘤进行扫描,所以这种扫描方式又被称为笔形束扫描(pencil beam scanning,PBS)。

三、照射技术

(一) 固定射束照射

由于质子(重离子)射线布拉格峰的存在,对某些特定部位的治疗可以使用固定角度束流,例如眼部肿瘤。固定射束的治疗机头系统包括扫描磁铁、聚焦磁铁、束流线检测器、准直器等。在碳离子治疗中,固定射束方向包括水平(0°)、垂直(90°)和斜束(45°)3 个射野。

(二) 旋转机架照射

旋转机架照射通过将治疗机架绕患者旋转,可从任意角度对患者照射。高能带电粒子束被超导电磁铁偏转并引导至治疗室。带电粒子束偏转的能力与磁场强度有关,由于大口径磁铁的磁场强度相当有限,相对于质子治疗,重离子治疗所需的机架直径以及磁铁和支撑结构的重量都显著增加。截至目前,世界上仅建造了两台碳离子旋转机架,即日本的HIMAC 重离子超导旋转机架和德国的 HIT 的重离子常导旋转机架。

第三节　临 床 应 用

一、常见肿瘤的计划设计方法

治疗计划设计的主要步骤与常规 X 射线放疗的步骤基本相同。主要区别在于质子重离子剂量计算与优化的过程,同时利用相应的 RBE 模型,进行靶区生物有效剂量的计划设计。

（一）患者体位固定

使用真空负压袋和热塑模固定患者体位，质子重离子治疗受束流方向的限制，定位前应充分考虑治疗的可操作性，设计合理的体位，以方便治疗计划的设计和临床治疗的实施。

（二）CT 扫描

进行 CT 扫描，获取患者肿瘤及其周围器官组织详细的影像数据，根据肿瘤所在部位，选择合适的窗宽、窗位、扫描层厚及扫描范围。胸腹部肿瘤使用与治疗相同的呼吸门控系统，使扫描与患者呼吸同步。获取图像后，将图像导入计划系统。

（三）靶区及感兴趣区的勾画

确定靶区和危及器官（organs at risk，OAR）的解剖结构并由此产生靶区和感兴趣区域（regions of interest，ROI），这些信息将用于治疗计划的设计和评估。增强 CT 和磁共振（magnetic resonance，MR）能提供患者解剖结构的高对比度图像，正电子发射断层扫描（positron emission tomography，PET）可提供肿瘤的新陈代谢图像，这些图像可帮助在计划 CT 图像上识别大体肿瘤体积（gross target volume，GTV），即使存在身体的形变，也可利用图像处理技术进行图像配准和融合。

治疗计划设计首先要定义临床靶区（clinical target volume，CTV），即包括 GTV 和临床潜在浸润边缘的周围区域。CTV 是依据模拟定位 CT 确定的治疗区域体积。由于生理变化、器官运动、患者摆位误差及束流模型误差等原因，治疗时与模拟定位 CT 之间存在差异。在进行计划设计时，这些不确定性因素必须加以考虑，需要适当外放而成为计划靶区（plan target volume，PTV）。

（四）计划设计和评估优化

治疗计划设计主要分为以下几部分：

1. 为患者创建一个疗程，并设置主要参考点参数。

2. 设置该计划的处方剂量以及分次数量。

3. 在计划中插入照射野和照射野附件，考虑是否使用多射野优化，是否需要移动或旋转照射野。

4. 选择优化算法和参数，质子重离子剂量优化方法包括鲁棒优化方法、基于 LET 的优化方法以及多目标优化方法，主要的优化参数有靶区和危及器官的剂量目标以及优化权重。

5. 对计划进行优化，要关注剂量优先级和剂量体积目标，以确定所需的剂量分布。

6. 剂量计算，常用的方法有笔形束方法和蒙卡方法，在计划优化完成后，可以在治疗计划系统中选择相应的方法进行剂量计算，得到最终的治疗计划。

在进行治疗计划设计时，还需要根据具体肿瘤类型和位置，考虑多种因素，包括射程不确定性，摆位不确定性，治疗过程中患者解剖结构的改变，呼吸运动，金属植入物及成像伪影等。

评估优化目标是在保证肿瘤获得足够治疗剂量的同时，尽可能控制危及器官的照射剂量不超其耐受剂量。

（五）计划审核

治疗计划审核的常用工具，如 CT 图像上的等剂量曲线和剂量体积直方图（dose volume histogram，DVH），对质子重离子放射治疗也适用，但此剂量指的是临床评价用的 RBE 加权剂量。

对于多体位的治疗,不能简单地用刚性图像配准技术对不同 CT 图像的单个剂量分布进行求和。患者在不同体位时身体会发生形变,需使用形变图像配准技术。

在治疗计划的审核过程中,应考虑治疗计划和实施过程的不确定因素。由患者摆位和射程计算产生剂量分布的不确定性,可以通过模拟计算的剂量分布进行评估,包括由于估计的不确定性导致对患者体位和靶区深度干扰的假设情况,此过程通常被称为鲁棒性评估。

（六）计划验证

治疗计划审核通过后,需要对质子重离子治疗计划进行验证,包括治疗中心位置验证和剂量验证。

（七）治疗控制

治疗过程由控制系统自动控制,束流质量由束流监控系统持续监测并控制。

二、质子重离子治疗质量保证和质量控制

（一）质子重离子治疗质量保证内容

质子重离子质量保证（quality assurance,QA）:

1. 通用的设备功能,包括剂量学、影像系统和机械性能的质量保证。

2. 基于患者的质量保证,包括患者治疗计划的剂量验证,患者专用的固定设备、补偿器、限光筒等附件。

3. 治疗计划系统（treatment planning system,TPS）的质量保证。

（二）质量保证体系的建立

质量保证体系的建立应从新设备安装、验收测试开始,验收测试检验设备是否符合采购合同的需求。验收测试后进行治疗前的准备,并确定一系列的基准值,这为以后的常规质量保证提供依据。日常质量保证包括检测设备性能与基准值的一致性,以及任何重大维修、升级后的基准验证值,必要时可以更新基准值。在建立 QA 体系时,蒙特卡罗模拟可能是节省束流时间的有效工具。故障模式和影响分析技术可以确定与错误相关的风险并对其进行优先排序。治疗中心在建立 QA 体系时,可以考虑并实施风险评估技术,使用类似于 AAPM-TG 100 中概述的技术来评估发生的可能性、严重性和可检测性。这些因素在确定质量、保证测量的频率和方法时,起到重要作用。随着经验的积累以及对事件的概率、严重性和可检测性认识的变化,测试的频率和方法可能会改变。

（三）质控项目和基本方法

质控项目主要包括 4 个方面的内容:

1. **剂量学性能检测**　散射模式需要检测射野的平坦度和对称性;笔形束扫描需要检测束流的大小、形状、位置准确性和射程的一致性等;束流配送系统中的剂量监测探测器需要进行标定和校准,建立剂量监测电离室输出读数与束流通量之间的表征关系。

2. **机械性能检测**　包括激光灯精度,治疗床、治疗机头和旋转机架的等中心检测。

3. **安全性能检测**　包括各种安全联锁、警示标志、视听监视系统及辐射防护系统的功能检测,以保证患者、工作人员、公众以及设备的安全。

4. **图像引导设备的性能检测**　离子治疗需使用图像引导技术（image-guided radio-therapy,IGRT）,目前使用的图像引导设备有正交 X 射线影像、锥形束 CT（cone-beam CT,

CBCT)以及滑轨 CT 等设备。

（四）质量控制的频度

质量控制的频度包括：日检、周检、月检和年检。

（五）其他注意事项

由于粒子加速器是一个大科学装置，其运行和维护需要各方面人员的配合，这其中最重要的就是运行维护人员。因此 QA 工作中也应该包含和运维人员的沟通，如加速器的数据库中存着大量的设备数据，在每日 QA 前，需要先进行加速器数据的完整性检查，查看运维记录，并签字确认。

（杨 波 邱 杰）

第七章

近距离放射治疗剂量学

近距离放射治疗是腔内放疗、组织间插植放疗、粒子植入治疗等诸多类似技术的总称，是将放射源植入或贴近病灶，释放射线对肿瘤细胞进行杀伤的治疗方法。放射源周围剂量分布遵循距离平方反比定律，即近源处剂量极高，随着距离增加剂量迅速跌落。与外照射相比，近距离放射治疗靶区内剂量分布不均匀，周围正常组织剂量低，治疗范围较局限。本章将介绍近距离放射治疗的基本概念、分类；近距离放射治疗常用的放射源及其相关的剂量学特性。其中重点讲解高剂量率后装腔内放疗剂量学特性及其在妇科肿瘤中的应用，同时了解现代插植治疗的剂量学特点及其在前列腺肿瘤中的应用。

第一节　近距离放射治疗

近距离放射治疗通常用于宫颈癌、前列腺癌、乳腺癌、食管癌和皮肤癌的治疗，也可以用于肺癌、胆管癌等其他部位肿瘤的治疗。近距离放射治疗可以单独使用，也可与其他治疗方法（例如手术、化疗和外照射治疗）联合使用。

一、近距离放射治疗所采用的放射源

1898 年，居里夫妇提炼出放射性核素镭，并迅速应用于临床治疗。20 世纪 40 年代随着核反应堆技术的突破，近距离治疗用放射性核素得以量产。近距离治疗常用的放射源按所释放射线的类型可分为 α 放射源、β 放射源、γ 放射源和中子源等，其中 γ 放射源中的铱 -192 放射源最为常用。

（一）放射源的物理特性

1. **能量**　一般来说，能量决定辐射穿透能力，相同种类的射线能量不同，所产生生物效应亦不相同。keV 级射线通过组织时，主要产生光电效应和部分康普顿效应，在骨组织中的剂量沉积比软组织中多。大部分现代后装治疗机采用的 γ 放射源，光子能量范围为 0.35~1.25MeV，主要产生康普顿效应，能量沉积在不同组织中基本一致。

2. **半衰期**　除考虑放射生物学因素外，对于永久性植入用放射源，主要考虑防护问题，应选择半衰期尽可能短的核素（数天或数月）；对于暂时性植入用放射源考虑到经济因素（减少更换放射源次数），选择半衰期尽可能长的核素（数月或数年）。

3. **衰变产物**　近距离放射治疗使用的放射源衰变过程不应有气态或液态衰变产物，例

如镭 -226,衰变过程中产生放射性氡气,不利于防护。

4. 放射性活度　放射源的放射性活度越高,单位时间内释放的能量越多。现代高剂量率近距离治疗用放射源活度通常为 2.5~10Ci。

5. 物理结构　放射源从构成上可分为密封放射源和非密封放射源,因密封放射源容易加工成各种形状,例如籽形源、线形源、球形源等,且可以加工成毫米级,实现体积微型化,便于应用和防护,所以密封源广泛应用于近距离治疗。

（二）放射源的临床应用

目前,应用较多的暂时性植入放射源主要为铱 -192、铯 -137、钴 -60。碘 -125 和钯 -103 一般用于永久性植入。锶 -90 的半衰期为 28.7 年。锶本身释放的 β 粒子能量太低(最大能量 546keV,平均能量为 196keV),无法用于近距离放射治疗。但它的子元素钇 -90(半衰期 64h)会进一步发生 β 衰变,释放的 β 粒子最大动能为 2.28MeV,平均动能为 933keV。将锶 -90 与其子元素钇 -90 结合起来,制成平面源,可用于近距离敷贴治疗。近距离治疗常用 γ 辐射和特征 X 射线辐射放射源特性如表 7-1。

表 7-1　近距离治疗常用放射源特性

放射源	半衰期	平均能量 /MeV	最大能量 /MeV	照射量率常数 /(Rh⁻¹mCi⁻¹cm²)
镭(^{226}Ra)	1622 年	0.83	2.45	8.25
铯(^{137}Cs)	30.17 年	0.662	0.662	3.28
钴(^{60}Co)	5.26 年	1.25	2.16	13.1
铱(^{192}Ir)	73.83d	0.38	1.060	4.8
碘(^{125}I)	59.6d	0.028	0.035	1.4
钯(^{103}Pd)	17d	0.020	0.5	1.48
铥(^{170}Tm)	12.6d	0.066	0.084	–
镱(^{169}Yb)	32d	0.093	0.77	–

二、放射源的强度

近距离治疗放射源的强度使用空气比释动能强度 S_K 表示(图 7-1)。

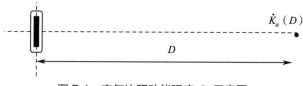

图 7-1　空气比释动能强度 S_K 示意图

空气比释动能强度是指空气中,在放射源长轴垂直方向上,距离放射源中心特定参考点处的空气比释动能率(单位时间内的比释动能)乘以距离的平方,定义式如下:

$$S_K = \dot{K}_a(D)D^2 \qquad (式 7\text{-}1)$$

其中$\dot{K}_a(D)$是参考点处的空气比释动能率,D 是参考点到放射源中心的距离。根据参考校

准距离指定 S_K，其校准距离必须足够大，以使放射源可以被视为近似点源，因此 D 通常取 1m。

S_K 的单位用符号 U 表示，$1U=1Gym^2h^{-1}=1cGycm^2h^{-1}=1\mu Gym^{-2}h^{-1}$。$S_K$ 的值通常由标准化实验室测量得到。用户在放射源交付使用时应检查源强度。

三、放射源周围剂量的分布

多颗放射源周围剂量分布是单颗放射源周围剂量分布的叠加。近距离治疗所使用的放射源多为点状源和线状源，邻近放射源区域的剂量分布呈不同的特点。

理想的点源各向同性，在不考虑吸收和散射的情况下，剂量率的变化遵循距离平方反比定律。对于小体积放射源和线源，当距离大于放射源本身尺寸的 5 倍时，遵循这种几何定律（图 7-2）。放射性核素在源内部分布情况不同，剂量分布差异主要在放射源附近。

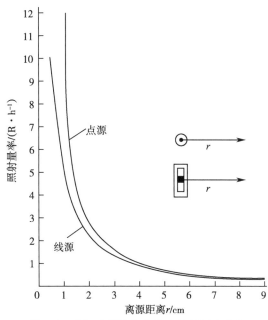

图 7-2　点源和线源径向距离的剂量率变化

（一）放射源周围剂量分布计算方法

针对特定型号的放射源，综合其几何结构计算放射源外任意一点的剂量率，假设原点在放射源中心，r 是原点到感兴趣点 P 的距离，θ 是与放射源长轴的夹角。点 $P(r_0, \theta_0)$ 是参考点，位于放射源中心横轴上，距离 1cm 处（$r_0=1cm$，$\theta_0=\pi/2$）（图 7-3）。

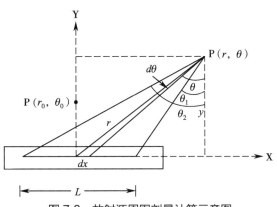

图 7-3　放射源周围剂量计算示意图

对于均匀圆柱形线源，其源外任意一点 $P(r, \theta)$，在水介质中的剂量率为：

$$\dot{D}(r,\theta)=S_K\Lambda\,\frac{G(r,\theta)}{G(r_0,\theta_0)}\,g(r)F(r,\theta) \qquad （式 7-2）$$

1. **剂量率常数（dose rate constant，Λ）**　将空气比释动能强度 S_K，转换为水介质中距源中心横轴上 1cm 处水的剂量率 $\dot{D}(r_0,\theta_0)$。

$$\Lambda = \frac{\dot{D}(r_0, \theta_0)}{S_K} \qquad (式\ 7\text{-}3)$$

剂量率常数 Λ 是一个绝对量。它包含了特定源的几何效应、源壳内放射性的空间分布、封装、自吸收、源周围水的散射等影响,数值上也依赖于 S_K 的标准化测量。

2. **几何函数** $\left(\frac{G(r, \theta)}{G(r_0, \theta_0)}\right)$ 修正由源内部放射性核素的空间分布而引起的相对剂量的变化。当参考点与源中心的距离大于源最大尺寸 2~3 倍时,几何函数修正结果与平方反比定律的差异将小于 1%。

3. **径向剂量函数** $[g(r)]$ 定义了沿横轴方向,由于介质中的吸收和散射而引起的剂量率衰减。对于光子能量较低的源,由于光电效应,它们在水中更容易衰减,随距离的增加迅速减小。

4. **各向异性函数** $[F(r, \theta)]$ 修正了放射源周围剂量分布的各向异性,包括自滤过效应、封装材料的斜滤过效应、放射源内部散射效应以及周围水介质中的衰减和散射效应。

(二)近距离与外照射剂量分布的区别

1. 外照射中,高能 X(γ)射线从体外各个方向照射肿瘤,在肿瘤区域叠加,射线路径上正常组织无法避免受到一定剂量的照射。近距离放射治疗中,放射源直接贴近肿瘤或植入肿瘤内部,肿瘤区域剂量较高。能量沉积遵循距离平方反比定律,周围组织内剂量迅速降低,正常组织受照剂量更低。

2. 外照射中,要求靶区内的剂量达到处方剂量且尽量均匀。近距离放射治疗中,靶区内剂量分布不均匀,近源处剂量极高,靶区边缘剂量达到处方剂量。

3. 外照射中,考虑患者的摆位误差和器官运动引起的靶区偏移,需要外扩靶区,防止脱靶。近距离放射治疗中,放射源放置在目标肿瘤中或附近,如果患者在治疗过程中移动,或肿瘤在体内有任何运动,放射源始终保持与肿瘤的相对位置。

第二节 近距离治疗的分类

一、按剂量率分类

近距离放射治疗按照不同的剂量率可分为 4 类:

1. **低剂量率**(low dose rate,LDR) 参考点剂量率小于 2Gy/h。这是传统手动近距离放射治疗的剂量率水平,通常认为在该范围内不需要做剂量率效应校正。

2. **中剂量率**(middle dose rate,MDR) 参考点剂量率在 2~12Gy/h 之间。在临床应用中,很少采用中剂量率,主要因为治疗效果很难与采用低剂量率或高剂量率治疗相比较。

3. **高剂量率**(high dose rate,HDR) 参考点剂量率大于 12Gy/h(0.2Gy/min)。实际上,大多数 HDR 机器的工作剂量率远远高于它,通常约为 2Gy/min。

4. **脉冲剂量率**(pulse dose rate,PDR) 使用高剂量率放射源模拟低剂量率治疗方式,实现相同放射生物学效应的模式。以短间隔(通常每小时 1 次)重复 HDR "脉冲"(通常持续 5min 或 10min)，将治疗剂量率限制在 0.5~1Gy/h。这种方式既可利用现代高剂量率近距离治疗设备和计划系统设计复杂的剂量分布，又能获得低剂量率治疗的放射生物学效应。

二、按治疗类型分类

近距离放射治疗按照治疗类型可以分为以下几类：

1. **腔内近距离放射治疗**(intracavitary brachytherapy) 　将特定施源器通过人体自然腔道(如子宫、阴道)置入目标组织附近,然后,将放射源加载到施源器中进行治疗。治疗过程中,放射源停留在患者体内,治疗结束后取出,放射源在人体内停留时间短暂。

2. **管内近距离放射治疗**(intraluminal brachytherapy) 　将特定施源器通过人体自身管腔(如气管、胆管)置入目标组织附近,然后,将放射源加载到施源器中进行治疗。治疗过程中,放射源停留在患者体内,治疗结束后取出,放射源在人体内停留时间短暂。

3. **组织间近距离放射治疗**(interstitial brachytherapy) 　将金属插植针或塑料软管通过有创的方式插入目标组织内部后,将放射源加载到针或软管中进行治疗。组织间近距离放射治疗常用于前列腺癌、乳腺癌和肉瘤等。根据放射源在体内持续时间,组织间近距离放射治疗分为短时治疗和永久性植入两种。永久性植入是指将放射源植入患者体内,并永久保留在患者体内。

4. **敷贴**(surface mould) 　将装有放射源的模具或敷贴器轻放在浅表病变处进行治疗。源到病变的距离很少大于 1cm,源和病变之间的空隙用蜡或塑料来填充,并直接放在病变皮肤表面。常用于治疗眼部肿瘤、浅表血管瘤。

三、按载源方式分类

1. **手动装源**　手动将放射源载入施源器后,置于患者体内。在早期低剂量率暂时驻留近距离治疗中常用到此种方法,而低剂量率的永久性粒子植入一般借助专用的粒子植入枪完成。

2. **远程后装**　先完成施源器的置入,然后通过专用管道连接施源器和后装机,后装机内部通过计算机控制的步进电机,驱动由钢丝绳连接的放射源,进入到施源器指定位置完成驻留。这种方式可以避免工作人员受到不必要的照射。高剂量率的 ^{192}Ir 源、^{60}Co 源一般采用远程后装的方法。

四、按放射源类别分类

1. **光子源**　放射源通过 γ 衰变产生 γ 射线,或通过电子俘获和内转换产生特征 X 射线,例如 ^{60}Co、^{137}Cs、^{192}Ir、^{125}I、^{103}Pd。

2. **β 源**　放射源衰变后产生电子,例如 ^{90}Sr/^{90}Y。

3. **中子源**　放射源自发核裂变后释放中子,例如 ^{252}Cf。

第三节　妇科腔内近距离治疗剂量学

近距离放射治疗在妇科肿瘤如宫颈癌、子宫内膜癌以及阴道癌等恶性肿瘤中应用广泛,特别是在宫颈癌根治性同步放化疗中,与外照射协同作用且不可替代。妇科肿瘤术后患者,也可通过近距离放疗降低残端复发的风险。

一、经典妇科腔内剂量学系统

妇科近距离放射治疗经过近百年的发展逐步形成了经典的剂量学系统,代表性的有巴黎系统、斯德哥尔摩系统和曼彻斯特系统。前两个剂量学系统,处方剂量方法基于经验,存在剂量报告不清楚,没有明确量化危及器官剂量等问题。曼彻斯特系统克服这些问题,规范了处方范围和剂量,极大推动了妇科近距离治疗技术的发展。

曼彻斯特系统以 A 点作为处方剂量点,A 点位于宫颈口上 2cm、宫腔轴线旁 2cm 的位置;B 点位于 A 点外侧 3cm,代表盆壁淋巴结受量。膀胱参考点定义为导尿管球囊(填充 7ml 造影剂)的后表面贴近施源器的位置;直肠参考点定义为卵圆体连线中点或环形施源器对应的阴道后壁向后 0.5cm 处。A 点剂量为靶区处方剂量点(图 7-4)。

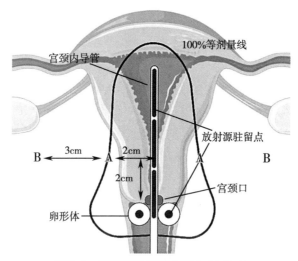

图 7-4 曼彻斯特系统中的 A 点、B 点

曼彻斯特系统以 A 点作为处方剂量点,位置可通过二维定位 X 射线平片确定,方法简单,容易应用于临床实践。国际辐射单位和测量委员会(ICRU)38 号报告,对宫颈癌腔内近距离放疗技术及概念进行了规范,定义了参考体积并对参考点做了更详细的介绍。随着后装技术进步和三维治疗计划系统的出现,欧洲放射治疗和肿瘤协会(GRC-ESTRO)针对核磁图像引导的宫颈癌治疗给出了推荐,规范了靶区和正常组织的勾画以及剂量体积限值。

二、妇科腔内后装临床应用

早期的妇科肿瘤近距离放射治疗主要采用低剂量率的放射源,手动放置源和施源器,治疗时间长且医疗人员易受到辐射。随着高剂量率后装机的出现,近距离放射治疗变得更安全、精确和高效。妇科肿瘤的后装治疗可采用腔内、组织间插植或两者联合治疗的方式。其中,腔内后装技术应用最为广泛,可以治疗宫颈、子宫体和阴道等部位的肿瘤。

妇科腔内后装治疗流程:①患者准备;②选择并置入施源器;③获取影像资料(X 射线平片、CT、MR);④计划设计;⑤治疗验证和实施;⑥取出施源器。

三、施源器的选择

施源器是一种保持放射源处于患者治疗部位的特定装置,是放射源进出治疗部位的通道。合适的施源器是妇科腔内后装治疗成功的第一步,必须要根据患者解剖条件(如阴道条件及肿瘤的位置形态和大小)进行选择。

(一)施源器的介绍

目前,有多种商用施源器可用于腔内近距离放射治疗。妇科腔内后装治疗常用的施源器主要有以下 4 种类型。

1. 宫腔管 - 卵圆体施源器　宫腔管 - 卵圆体施源器是传统曼彻斯特等系统常用施源器。由一根带角度的宫腔管和两根穹隆管配合卵圆体组成(图 7-5)。由于使用了 ^{192}Ir 微型源,现代宫腔管 - 卵圆体施源器管道直径可做到 0.3cm,体积更小巧,卵圆体有不同直径可选(2.0cm、2.5cm 和 3.0cm)。另外,还可以在卵圆体内使用屏蔽材料,以保护正常组织。

2. 环形施源器　环形施源器源于斯德哥尔摩系统。环形施源器适合阴道穹隆浅或闭塞、阴道相对狭窄,且肿瘤体积不大的患者。传统的环形施源器由一个金属环形导管、塑料外壳和中间宫腔管构成(图 7-6)。治疗时,通过合理布源,不仅可以实现经典的斯德哥尔摩系统,而且可以根据临床情况实现个体化剂量分布。不同环形施源器,环的尺寸可以不同,宫颈管的长度和角度也是可变的。由于金属环塑料外壳较薄,环形施源器中阴道黏膜到源的位置比卵圆体施源器更近,阴道黏膜剂量可能更高。

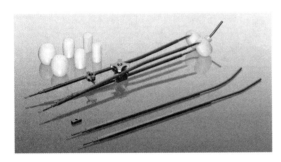

图 7-5　曼彻斯特施源器

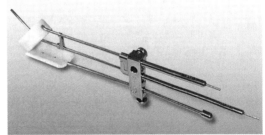

图 7-6　环形施源器

3. 柱状施源器　柱状施源器(阴道塞子)用于沿着阴道穹隆从宫颈向下延伸的肿瘤或阴道及残端的预防性照射(图 7-7)。柱状施源器的直径从 2cm 到 4cm 不等,以适应不同的阴道尺寸。除了经典的单通道柱状施源器,目前还有带屏蔽的以及多通道的柱状施源器,可以根据子宫颈和阴道肿瘤的位置和体积,更好地设计和优化剂量分布,降低膀胱和直肠受量。

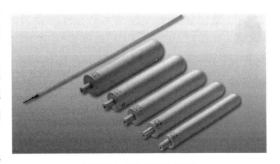

图 7-7　圆柱形施源器

4. 组织间插植施源器　对于某些特殊形态的肿瘤(如肿瘤体积大、形态不规则、肿瘤位置偏心),妇科腔内后装治疗只能根据施源器形态形成有限的剂量分布,处方剂量无法良好覆盖体积较大、形态不规则或偏心生长的肿瘤。联合组织间插植技术可以根据肿瘤形态和侵犯范围合理布置插植针,优化放射源分布(图 7-8),使高剂量区域与肿瘤靶区更加适形。

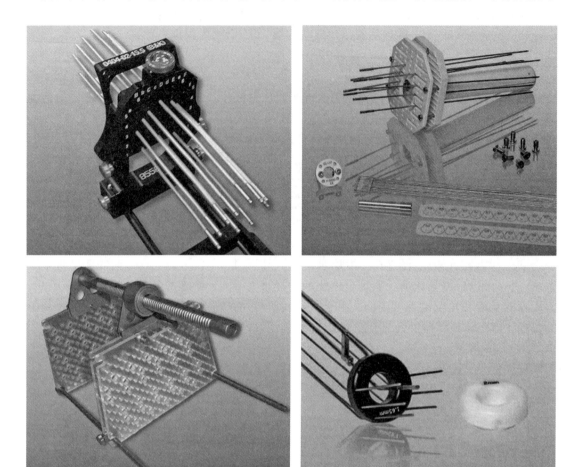

图 7-8　组织间插植施源器

(二) 施源器置入和重建

妇科腔内后装治疗中,步进源在组织中剂量分布与施源器放置位置紧密相关,施源器置入位置,直接影响后续计划设计和剂量分布。

1. **施源器置入**　按照无菌操作原则,根据子宫长度和弯曲度,选择合适施源器并置入。置入施源器有一定不适感,可以进行适当镇静和止痛。施源器置入后,通过无菌纱布填塞保持体内施源器稳定,同时可以推开正常器官降低受照剂量。二维腔内近距离放疗需要放置膀胱、直肠标记点,并拍摄正交的 X 射线影像,三维腔内近距离放疗需要扫描 CT 或 MR 影像。

2. **施源器重建**　在治疗计划系统中,根据患者影像提取施源器轮廓(包括源路径),称为施源器重建。近距离放射治疗剂量梯度很陡,施源器重建如果出现误差,会直接导致步进源驻留位置定义不准确,进而造成靶区和危及器官剂量偏差。目前,根据所采集的影像不同,施源器重建有二维和三维两种情况。重建方法有人工描记、模板插入和智能化提取等。

(1)二维施源器重建:二维施源器重建最常使用正交定位影像。通常是在模拟机定位条件下,采用等中心的方法,拍摄两张互相垂直(前后位和侧位)的影像片。正交影像的空间分辨率高,施源器通道显示清楚,但软组织对比度低,无法提供治疗靶区和危及器官的体积信息。

(2)三维施源器重建:三维施源器重建可以基于 CT 影像或 MR 影像。在 CT 影像中,施源器的源路径显示清楚,重建误差比较小。MR 成像中必须使用核磁兼容施源器。某些治疗计划系统内置了施源器库,可以导入相同型号施源器模板,通过旋转和平移与患者影像中的施源器位置相匹配。

四、靶区定义

二维正交片所获信息非常少,无法定义靶区体积,只能采用传统腔内曼彻斯特系统中推荐的 A 点作为处方剂量点,通过调整宫腔和穹隆管内放射源的驻留位置,形成"梨形(冠状位)、香蕉形(矢状位)"的剂量分布,评价各参考点剂量值。由于 A 点与施源器的位置有关,它可能位于肿瘤内部或肿瘤外部,会导致大肿瘤处方剂量包绕不充分或小肿瘤处方剂量覆盖过大,存在肿瘤未控或加重副反应的风险。因此基于参考点的二维后装治疗具有一定局限性。

三维图像引导的妇科腔内后装治疗中,通过 CT 和 MR 影像获得患者盆腔部位的三维体积信息,医生可以像外照射一样勾画靶区和正常器官,根据肿瘤的分期和侵犯范围指定肿瘤区(GTV)、高危 CTV(HR-CTV)和中危 CTV(IR-CTV)的照射剂量,物理师通过 TPS 优化剂量分布,照射肿瘤的同时最大限度的保护周围正常组织。

五、剂量分布优化

在二维影像引导下,通常 A 点决定了施源器周围剂量分布,一般不做优化。如出现直肠或膀胱参考点剂量过高的情况,可适当调整放射源的驻留位置或降低单次处方剂量。

三维图像中可以进行靶区、危及器官的定义和勾画,剂量分布可以叠加显示在患者解剖影像上,每次治疗都是根据肿瘤及正常器官的位置和状态调整剂量分布,是真正意义上自适应近距离放疗。三维影像引导的近距离治疗计划系统具有诸多优势:允许靶区、危及器官和施源器三维重建;能够实现剂量分布优化和三维剂量计算;可实现基于 DVH 的剂量统计分析。

剂量分布优化需要注意以下几点:①处方剂量充分覆盖靶区;②尽可能适形;③危及器官不超过耐受剂量;④尽量避免热点(单点长时间驻留)和高剂量区域中断(驻留点不连续)。

后装治疗剂量分布优化方法主要分为两类:正向优化和逆向优化。

(一)正向优化(forward optimation)

根据靶区范围和施源器的相对位置,通过不断地尝试增加或减少驻留点位置和时间,优化剂量分布以满足临床要求。

正向优化流程如下:

(1)在影像上重建施源器。

(2)设定放射源驻留位置。

(3)设定各驻留点的驻留时间。

（4）根据 DVH 和等剂量分布,评估剂量分布是否满足临床需求。如果剂量分布不满足临床需求,通过调整驻留位置和驻留时间后再次评价。

(二) 逆向优化(inverse optimation)

逆向优化是根据临床需要,设定靶区剂量及周围正常器官的限值并设定权重系数,通过优化计算得出最佳的驻留位置和驻留时间。优化结果取决于逆向优化算法的精度以及施源器与靶区、危及器官的相对位置,可在逆向优化结果的基础上进行正向调整。

六、处方剂量报告

处方剂量报告的目的是尽可能完整地描述靶区和危及器官所接受的剂量。标准的处方剂量报告,可以方便各机构间进行比较。

(一) 二维妇科后装处方剂量报告

因为缺乏靶区和危及器官体积信息,二维妇科后装治疗中,用 A 点作为处方剂量点,因此应报告 A 点剂量。二维妇科后装处方剂量报告应至少包含以下内容:①总参考空气比释动能强度;② A 点剂量;③直肠参考点剂量;④膀胱参考点剂量;⑤驻留位置和驻留时间。

(二) 三维妇科后装处方剂量报告

三维妇科后装治疗通过 DVH 可以评估剂量体积覆盖率。但是,由于近源处剂量快速跌落(剂量每毫米跌落 5%~25%),靶区内吸收剂量非常不均匀。如果考虑分次剂量和吸收剂量率,靶区内生物等效剂量不均匀性就更明显。因此,必须采用多个参数来描述三维妇科后装处方剂量。

1. **靶区剂量 - 体积参数**　三维妇科后装中,处方剂量与靶区体积有关。需报告 $D_{100\%}$ 和 $D_{90\%}$,分别表示靶区内 100% 和 90% 体积接受的最小剂量。但是最小靶区剂量 $D_{100\%}$ 值与靶区勾画密切相关,由于剂量梯度大,靶区边缘勾画不整齐就会使 $D_{100\%}$ 值变化较大。而 $D_{90\%}$ 值对这类影响不敏感,$D_{90\%}$ 被认为是一个更"稳定"的参数。推荐采用 $D_{90\%}$ 作为处方剂量的描述,可转换为等效生物剂量(EQD2),用于分次间剂量的叠加。

2. **高剂量体积**　对于妇科后装治疗,高剂量区非常重要,高剂量区对肿瘤有更好的控制率。目前,如何报告后装治疗的高剂量区,还没有一个公认的标准。可以报告 V_{100}(100Gy EQD2)和 $D_{50\%}$。V_{100}(100Gy EQD2)指接受 100Gy 生物等效剂量的靶区体积。$D_{50\%}$ 指 50% 靶区体积所接受的最小生物等效剂量。

3. **A 点剂量**　虽然 A 点剂量用于二维妇科后装治疗,但在长期的使用中积累了大量的临床经验。因此,在三维妇科后装治疗中报告 A 点剂量有利于治疗经验的延续。

4. **危及器官的剂量 - 体积参数**　三维妇科后装治疗中,邻近危及器官主要有膀胱、直肠、乙状结肠、小肠、阴道和尿道。与施源器距离近的器官壁,如直肠前壁、乙状结肠壁、膀胱下后壁和邻近宫颈的阴道壁,受到了不均匀的高剂量(20~40Gy)照射,而距离远的器官壁,如后直肠乙状窦壁、上前膀胱壁和下阴道,受到不均匀低剂量照射(5~10Gy)。由于器官壁内吸收剂量不均匀,建议在高剂量区域至少报告两个剂量 - 体积参数 $D_{0.1cm^3}$ 和 D_{2cm^3},分别表示危及器官接受高剂量照射的 $0.1cm^3$ 和 $2cm^3$ 体积内的最小剂量。由于计划系统三维重建和勾画不确定性,这里不推荐报告最大剂量,而是用 $D_{0.1cm^3}$ 表示相对"稳定"的高剂量。

第四节　组织间插植剂量学

组织间插植照射,是近距离放射治疗中应用广泛且非常灵活的一种治疗方式,放射源直接通过插植针、导管进入或贴近肿瘤进行高剂量照射。

一、经典组织间插植剂量学系统

组织间插植照射中经典剂量学系统有曼彻斯特(或称 Patterson-Parker)系统、Quimby 系统和巴黎系统。这些系统提供了放射源分布规则和计算表格,根据这些规则,可布置放射源在靶区中的位置,并计算达到处方剂量所需放射源数目。

(一)曼彻斯特系统

该系统根据靶区形状(线性、平面和体积)和大小,采用不同源强度的放射源,使用特定放射源布置模式,使靶区内形成均匀的剂量分布(处方剂量 ±10% 以内),并且末端使用交叉针,加强末端剂量。曼彻斯特系统中,放射源分布规则非常严格,违反这些规则将导致不良剂量分布。由于同一次植入中采用不同源强度,临床应用中容易产生混淆,一旦发生错误,剂量误差将达到两倍或两倍以上。为使剂量均匀,靶区边缘甚至外围也需要布源。

(二)Quimby 系统

该系统布源简单,采用单一强度放射源,等间距分布。这种布源方式下,靶区内剂量分布不均匀,中心剂量高,外围剂量低。但是在临床上,靶区中央剂量率增加通常是可以接受的,甚至是有利的。在 Quimby 系统中,仍然采用了曼彻斯特系统中交叉针方式,加强末端剂量,但是在实践中,深部肿瘤交叉布针非常困难。

(三)巴黎系统

巴黎系统和 Quimby 系统类似,采用单一强度放射源,并等间距平行分布,中心剂量高,外围剂量低。但是与 Quimby 系统和曼彻斯特系统不同,巴黎系统全部采用平行针,放射源布置超过靶区末端,以弥补靶区边缘剂量不足。在巴黎系统中所有放射源中心必须位于同一(中心)平面上。参考剂量平面为中心平面。多平面插植中,横截面上放射源排列为等边三角形或正方形。巴黎系统适用于任何形状靶区,因而在现代后装插植治疗技术中应用广泛。

(四)步进源系统

步进源剂量系统是以巴黎剂量系统为基础发展和建立起来的,采用步进源系统实现插植照射技术,仍然严格按照巴黎剂量系统布源规则,根据临床靶区的几何形状确定放射源排列方式和间距。当使用步进源后装机进行治疗时,可以通过调节源驻留位置和驻留时间,尽可能改善靶区剂量分布,减少正常组织的剂量。

二、组织间插植技术在前列腺癌中的应用

组织间插植技术在治疗前列腺癌中应用广泛,目前有两种方式:永久性低剂量率(LDR)

粒子植入、暂时性高剂量率(HDR)插植治疗。

（一）永久性低剂量率(LDR)粒子植入

1. 可单独应用中低危患者。

2. 联合外照射治疗中、高危患者。

（二）暂时性高剂量率(HDR)插植治疗

联合外照射治疗中、高危患者。

（三）永久性低剂量率(LDR)粒子植入流程

目前，临床多采用永久性低剂量率(LDR)粒子植入方法，这里仅介绍永久性低剂量率(LDR)粒子植入流程。

1. 放射源选择　永久性粒子植入最常用放射源是 ^{125}I 和 ^{103}Pd，活度一般为 0.7~0.9mCi。^{125}I 平均能量为 25keV，半衰期为 59.4d；^{103}Pd 平均能量为 27keV，半衰期为 17d。

2. 应用超声、CT 技术测定前列腺体积　插植前，患者处于截石位，通过经直肠超声或 CT 扫描获得前列腺轴向图像，三维重建用于前列腺体积测量和计划设计。

经直肠超声：移动超声探头，从前列腺底部到顶部以 5mm 间隔进行横断面扫描。

CT：以 3~5mm 层厚进行扫描，获取所有前列腺图像，体位要求与超声一致。

超声的优势是前列腺边界锐利，操作方便。CT 图像可以提供清晰的骨结构，明确前列腺和模板位置关系，指导进针方向和精细调整粒子植入。

3. 制订粒子植入预计划　由于个体情况差异，靶区体积形状各异，需要在植入前对放射源布置方式(如插植针的使用数目、排列方式、放射源位置和强度)进行个体化优化。传统组织间插植剂量系统采用相对标准的插植规则，布置放射源并计算剂量，灵活性较差。随着计算机技术和医学影像技术的发展，组织间插植计划优化算法、剂量计算方法有了很大改进。可以基于超声或 CT 扫描图像，根据临床对靶区剂量要求，利用专门计算机计划系统制订粒子植入预计划，采用手动优化或逆向优化方法计算所需插植针和粒子数目，优化粒子在靶区中位置，获得良好的剂量分布。基于超声图像的预计划，模板网格叠加在每幅图像上表示模板坐标，可以在每个超声图像的模板网格中放置粒子(图 7-9)，通过迭代添加或删除单个粒子，优化目标靶区的处方剂量覆盖。

仔细检查每幅超声图像横截面中粒子分布和等剂量曲线，逐层评估粒子植入预计划，确保剂量分布达到预期。前列腺粒子植入中，主要危及器官是尿道、直肠和膀胱，粒子应避免布置在这些结构中。

4. 超声或 CT 引导下插植操作　超声或 CT 图像引导下，根据粒子植入预计划进行插植操作。插植开始时，先插入 3~4 根固定针，防止粒子插植时前列腺发生位移，接着将空心插植针插入至前列腺后缘，然后边退针，边释放粒子，退至前列腺外围后，再调整进针角度，采集图像确认针位合适后，再进行下一位置的粒子植入。重复上述步骤完成全部粒子植入。

5. 粒子植入后的剂量评定　植入完成后，完整地扫描前列腺部位(图 7-10)，将图像传输至 TPS 验证植入与治疗预计划的符合程度，检查剂量分布情况，是否出现剂量稀疏区域并决定是否需要二次植入。由于术后水肿影响，永久性粒子植入时和植入后位置可能发生变化，建议在粒子植入 60d 后行 CT 扫描，再次评估。

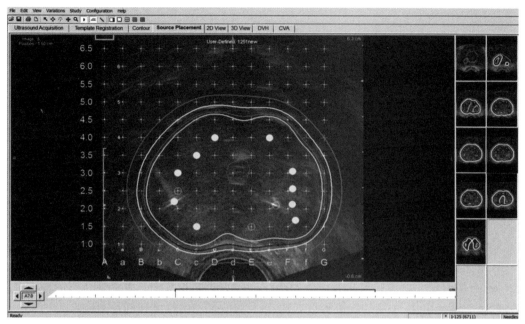

图 7-9　前列腺永久粒子植入前计划

网格放置在患者会阴上，于对应的网格插入插植针；这是联合经直肠超声获得的图像。

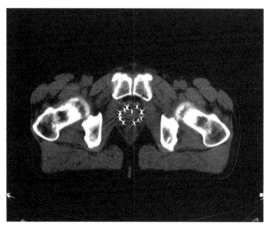

图 7-10　前列腺永久粒子植入后 CT 影像

（黎　妲　孙海涛　于　浪）

第八章

电离辐射与测量

　　射线本身携带一定的能量,进入人体组织后与组织原子相互作用,传递电离辐射的部分或全部能量,能量沉积在人体组织内部数秒至数年,其间将发生一系列复杂的物理、化学及生物学变化(图 8-1),最后导致组织的生物学损伤。放射治疗的原理就是利用不同种类的射线和复杂的技术手段,使肿瘤区域接受足够剂量的同时,最大限度地降低正常组织受照剂量。所以,如何量化电离辐射是开展放射治疗工作的前提和基础。本章将介绍剂量学中所涉及的辐射量及单位、常用的剂量测量工具,以及吸收剂量的校准和剂量测量。

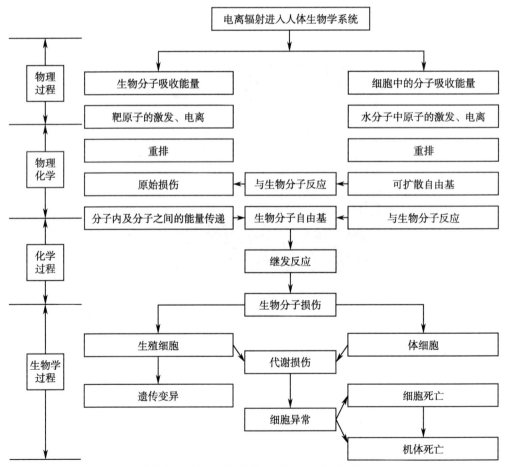

图 8-1　电离辐射和人体相互作用的不同阶段

第一节　辐射量及单位

一、照射量与带电粒子平衡

(一) 照射量

1. **定义**　照射量(X)指光子在单位质量空气 dm 中产生或释放出来的全部次级电子(负电子和正电子)完全被空气阻止时,在空气中所产生的同一种符号的离子总电荷的绝对值 dQ 与 dm 的比:

$$X = \frac{dQ}{dm} \tag{式 8-1}$$

2. **单位**　国际单位为库仑 / 千克(C/kg)。曾用单位为伦琴(R),1R=2.58 × 10^{-4} C/kg。

3. **照射量具有的特征**

(1)照射量只适用于光子(X/γ 射线)致空气电离,而非其他粒子或其他物质。

(2)照射量涵盖在空气中产生的所有电离,包括初级电离和次级电离。

(3)照射量需在电子平衡的条件下,才能准确地测量,并且仅对光子能量介于千电子伏至兆电子伏量级范围内的 X(γ)射线适用。

(二) 带电粒子平衡

1. **定义**　带电粒子平衡(charged particle equilibrium,CPE)指进入某一无限小体积元的带电粒子辐射能等于离开该体积元的带电粒子辐射能,在该体积元内产生了一个次级电子动态平衡状态,简称"电子平衡"(图 8-2)。

2. **电子平衡的两个必要条件**

(1)辐射场及小体积元必须是均匀的。

(2)小体积元在各个方向上,与介质边界的距离应大于次级电子的最大射程。

理想的电子平衡条件很难达到,实际测量过程中,在一定的精度范围内,可认为电子平衡成立。

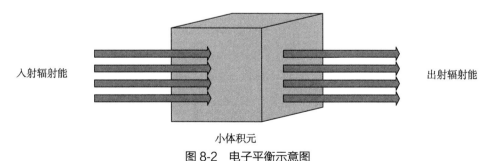

入射辐射能　　　　　　　　　　　　　　　　　　出射辐射能

小体积元

图 8-2　电子平衡示意图

二、吸收剂量

1. **定义**　吸收剂量(D)指单位质量物质 dm 在辐射场中所吸收的辐射能量 $d\varepsilon$,即电离

辐射给予质量为 dm 介质的平均授予能 $d\bar{\varepsilon}$：

$$D=\frac{d\bar{\varepsilon}}{dm}$$

（式 8-2）

2. **单位**　国际单位为焦耳 / 千克（J/kg），专用单位为戈瑞（Gy）。1Gy=1J/kg，曾用单位为拉德（rad），1rad =1cGy，100cGy=1Gy。

3. **吸收剂量具有的特征**

（1）吸收剂量适用于任何能量的任何电离辐射过程，例如 X 射线、γ 射线、电子束、质子重离子等。

（2）吸收剂量适用于任何物质形态。

三、照射量与吸收剂量的关系

不同物质（如骨和软组织），吸收辐射能量的本领不同，所以当照射量 X 相同时，不同物质中的吸收剂量可能不同，主要取决于物质的平均电离能 W 值和质能吸收系数 μ_{en}/ρ 值。

1. **平均电离能（W）**　指在物质中产生一个离子对（ion pair，ip）所需的平均能量。电离辐射产生的离子对数量与传递给物质的能量成正比。空气中产生一个离子对需要的平均电离能为 33.97eV（W = 33.97eV/ip），其他气体与空气的 W 值接近，W 值与构成物质原子的激发能和电离能有关。

2. **质能吸收系数（μ_{en}/ρ）**　指不带电粒子在穿过单位质量物质后，转移给次级带电粒子的动能被局部吸收的份额，描述了物质中能量的吸收。

3. 在电子平衡存在的前提下，由空气中的照射量可间接计算同一位置物质中的吸收剂量（图 8-3）。已知空气中的照射量 X，根据 W 值和照射量的定义可得空气中特定位置处的吸收剂量：

$$D_a=X \cdot W/e$$

（式 8-3）

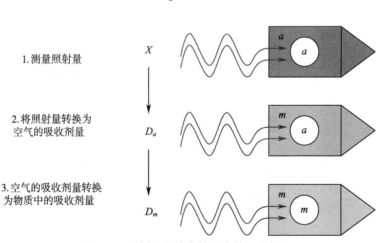

图 8-3　照射量转换为物质中的吸收剂量

（1）照射量 X 作用在空气中的小气腔 a，假设照射量为 1R。

（2）空气中能量的释放称为"空气比释动能"。当韧致辐射损失的能量可忽略时，该处的空气比释动能等于吸收剂量。根据空气的 W 值和照射量的定义计算腔体 a 内的吸收剂量，由式 8-3 可知 $D_a = X \cdot W/e = 33.97\text{eV/ip} \times 1\text{R}/(1.6 \times 10^{-19}\text{C})$，经单位转换可得 $D_a = 0.008\ 76\text{Gy}$。$0.008\ 76\text{Gy/R}$ 称为伦琴 - 戈瑞转换系数，一般表示为 0.876cGy/R。

（3）同一位置处用物质替代该气腔，那么物质中的吸收剂量可通过原气腔的吸收剂量乘以物质和空气的质能吸收系数比计算：

$$D_m = D_a \left(\frac{\mu_{en}}{\rho} \right)_m \bigg| \left(\frac{\mu_{en}}{\rho} \right)_a \qquad （式 8-4）$$

其中 D_m 为物质中感兴趣点的吸收剂量，D_a 为相同位置处小气腔的吸收剂量，$\left(\frac{\mu_{en}}{\rho} \right)_m$ 和 $\left(\frac{\mu_{en}}{\rho} \right)_a$ 分别为物质和空气的质能吸收系数，将式 8-3 与式 8-4 联立：

$$D_m = 0.876 \cdot X \cdot \left(\frac{\mu_{en}}{\rho} \right)_m \bigg| \left(\frac{\mu_{en}}{\rho} \right)_a \qquad （式 8-5）$$

令 $f = 0.876 \cdot \left(\frac{\mu_{en}}{\rho} \right)_m \bigg| \left(\frac{\mu_{en}}{\rho} \right)_a \text{cGy/R}$，那么 f 因子即为相同位置处空气中的照射量对物质中吸收剂量的转换因子。在临床实践中，小气腔通常为电离室有效测量体积，通过 f 因子即可完成照射量到吸收剂量的转换。实际测量过程需要对电离室特性进行修正，量化辐射场的能量和几何条件等因素。

f 因子随材料和光子能量的变化而变化，不同组织中的 f 因子随光子能量的变化趋势不同（图 8-4）。空气的 f 因子为 0.876cGy/R，因为水和肌肉的组织有效原子序数与空气相当，其 f 因子与空气接近。而密质骨具有更高的原子序数（水的 2 倍），光子能量较低时（光电效应为主）接收到的剂量是其他物质的 4 倍左右。

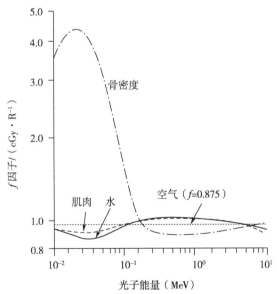

图 8-4 不同组织 f 因子随光子能量的变化

四、比释动能

1. **定义** 比释动能（K）指单位质量物质 dm 中，由间接电离辐射转移给带电粒子（光电

子、康普顿电子、电子对)的平均能量 dE_{tr}:

$$K=\frac{dE_{tr}}{dm} \tag{式 8-6}$$

2. **单位**　国际单位为 J/kg,专用单位与吸收剂量相同,为戈瑞(Gy)。

3. **比释动能具有的特征**

(1)比释动能适用于不带电粒子产生的间接致电离辐射过程。

(2)比释动能 K 分为碰撞比释动能 K_{col} 和辐射比释动能 K_{rad} 两部分,其中 K_{col} 是在感兴趣点处单位质量物质中转移给带电粒子的净能量的期望值,K_{rad} 部分是由于次级带电粒子在介质中相互作用以辐射形式产生的能量损失,所占份额表示为 g。

(3)g 依赖于产生的次级电子能量,能量越高 g 越大。g 也依赖于物质本身,原子序数越高的物质 g 越高。空气中 ^{60}Co 射线产生的 g 等于 0.003 2。

五、比释动能与吸收剂量的关系

间接电离辐射能量分两步授予物质,第一步是间接电离辐射以动能的形式转移给次级带电粒子(比释动能 K);第二步是带电粒子通过原子激发或电离将能量转移给介质(产生吸收剂量 D)并以辐射形式(主要是轫致辐射)损失一部分能量(份额为 g)。因此比释动能 K 和吸收剂量 D 非常接近,二者之间的关系为:

$$D=K(1-g) \tag{式 8-7}$$

高能光子束穿透介质时,光子注量在表面最大,碰撞比释动能在介质表面最大。最初,带电粒子注量及吸收剂量随着深度增大达到最大剂量深度后满足电子平衡,$D=K_{col}=K(1-g)$。因此,如果满足电子平衡且辐射损失可以忽略($g \ll 1$),则交互点处的吸收剂量等于比释动能。交互点往后的深度 d 处,其吸收剂量的沉积来源于 d 点之前的碰撞比释动能转移的能量,因此该点的吸收剂量略大于碰撞比释动能(图 8-5)。这一概念是辐射剂量测量的理论基础。

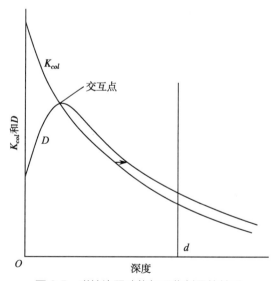

图 8-5　碰撞比释动能与吸收剂量的关系

第二节　辐射测量工具

不同类型的辐射探测和测量仪器具有各自的特性,应根据辐射场和探测器特性进行测量工具的选择。放射治疗常用测量仪器包括电离室、半导体、巡检仪、个人剂量仪和绝对剂量计。

一、气体探测器

气体探测器是常用辐射测量工具,其工作极化电压不同,表现出的特性也不同(表 8-1)。

表 8-1　气体探测器不同电压区间的特性

区域	说明
Ⅰ	复合区域:极化电压低,不足以将离子对分离,离子发生复合,因此称为复合区域
Ⅱ	饱和区域:极化电压达到工作电压水平,收集几乎 100% 的离子,因此称为"饱和区域",或称为电离区域
Ⅲ	正比区域:极化电压继续升高,加速电离电子产生额外的电离,将实际的初始电离量放大一个因子 M,称为正比区域
Ⅳ	盖革区域(G-M 区域):极化电压足够高,加速离子的放大作用继续进行,探测器中的气体全部被电离,无论是低能还是高能射线,发生的电离量是相同的
Ⅴ	连续放电区域:极化电压高到足以自发电离探测气体。一旦开始,电离就会持续不断

(一) 电离室

工作在饱和区域的气体探测器为电离室,包括自由空气电离室、指形电离室、平行板电离室、井型电离室等。

1. 自由空气电离室

(1)构成:简易平行板自由空气电离室及其组件主要由两个相互平行的平板形电极构成,极间相互绝缘并分别连接到电源高压的正负端,电极间充有空气(图 8-6)。构成电离室的一个极板与电源高压的正端或负端相连;另一极板与静电计输入端相连,称为收集极,两电极间的区域称为灵敏体积。通过外加极化电压收集灵敏体积内的电离电荷,由照射量的定义即可计算出辐射量。

(2)特性:①收集极有效长度和面积能精确测定,确保被测气体体积准确;②电极板与射线束边缘的距离应大于电子在空气中的最大射程,避免次级电子直接碰撞电极;③在灵敏体积内达到电子平衡,即进入灵敏体积的电子能量总和与逃逸灵敏体积的电子能量总和相等;④保持收集电极和保护电极的共面性,以减少电场畸变。自由空气电离室一般为国家一级或二级剂量标准实验室所配置,并不适合于医院使用。

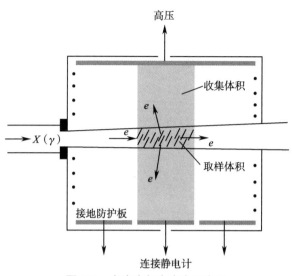

图 8-6 自由空气电离室示意图

2. 指形电离室

(1)构成:指形电离室由极化电极、收集电极、两极间的绝缘层以及与外界大气连通的固定体积气腔构成。室壁材料一般选用石墨,它的有效原子序数小于空气($Z=7.67$),而接近于碳($Z=6.0$)。其内表面涂有一层导电材料形成电极,称为极化电极(或发射极)。另一个电极位于气腔的几何中心,选用有效原子序数略大的材料(如铝)制成,可部分补偿室壁材料的不完全空气等效,称为收集电极。放射治疗中设备剂量的校准最常用的指形电离室为 Farmer 电离室(图 8-7),有效测量体积通常为 $0.6cm^3$。根据用途不同,小体积或大体积电离室可酌情选择,如小野测量采用小体积电离室而低剂量率测量采用大体积电离室。

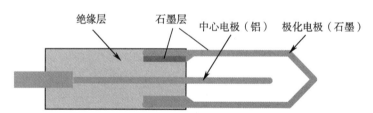

图 8-7 Farmer 指形电离室示意图

(2)特性:电离室读值会受到许多因素的影响,主要包括:环境空气温度、湿度、大气压强、静电计漏电流、收集效率以及电离室的工作特性(表 8-2)。

表 8-2 指形电离室的工作特性

工作特性	说明
能量响应	对于相同的剂量或剂量率下,电离室产生的电离电流随辐射能量的变化
方向性	电离室的加工工艺导致不同方向、照射相同辐射量时的读值可能不同
极化效应	在相同的照射条件下,在电离室中使用极性相反的极化电压可能会产生不同的读数

工作特性	说明
复合效应	正负离子在达到收集极前可能相遇复合导致电荷中和,即使工作在饱和区域该种现象依然存在,随辐射类型和强度而变化
室杆效应	电离室的金属杆和线缆被照射时,会产生微弱的电离电流叠加在测量信号中

3. 平行板电离室

(1)构成:平行板电离室由两个平板室壁组成,其中一个作为入射窗,形成极化电极,另一个作为后壁,形成电荷信号的收集电极,同时它也作为防护环系统。后壁通常是一块导电塑料,或者是带有一个薄石墨导电层的不导电材料(通常是有机玻璃或聚苯乙烯),形成收集电极和保护环(图 8-8)。

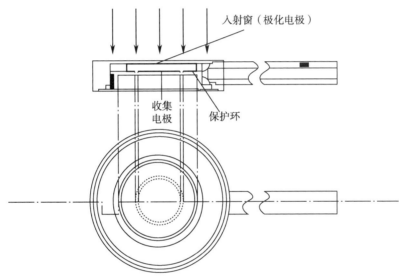

图 8-8 平行板电离室示意图

(2)特性:平行板电离室的测量体积在 $0.01\sim0.5\mathrm{cm}^3$ 之间,使用时两平行电极面垂直于射线束的轴线。平行板电离室对辐射场的扰动相对较小,有效测量点位于入射窗前表面,因此被推荐用来测量能量低于 10MeV 的电子束,也用于 MV 级光子束建成区及表面剂量的测量。

4. 井型电离室

(1)构成:井型电离室一般由一个圆筒和同轴的井组成,外壳和同轴井之间设有收集电极。外壁材料为不锈钢,收集极采用铝。井型电离室外壳为极化电极,收集电极通过带保护环的双层金属-陶瓷密封头引出(图 8-9)。

(2)特性:井型电离室测量体积约为 $300\mathrm{cm}^3$,有效测量位置一般位于距底面 5cm 处。量程范围为 0.1mCi~20Ci,借助不同适配支架,可完成放射治疗用放射源活度的测量,如 $^{192}\mathrm{Ir}$、$^{137}\mathrm{Cs}$、$^{125}\mathrm{I}$ 等。也可以用于后装机的一些机械精度检测,如源到位精度、计时器精度等。自由空气电离室、指形电离室、平行板电离室和井型电离室的灵敏体积内电离电流非常小,大约

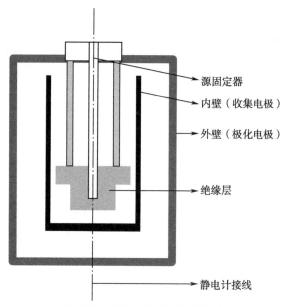

图 8-9 井型电离室结构示意图

源固定器

内壁（收集电极）

外壁（极化电极）

绝缘层

静电计接线

在 10^{-9} 安培（A）的量级，需要借助一种高阻抗的积分放大器进行信号放大，该设备称为静电计（图 8-10）。将电离室和静电计通过电缆进行连接后，静电计可对电离室施加极化电压，对电离电流进行读取和累计。此外，灵敏体积内的气体质量会随着环境的温度和气压不同而变化。对使用现场的环境温度和气压与标准温度和气压进行比较，利用温度气压修正公式对差异进行校正：

$$K_{pt} = \frac{273.15+t}{273.15+T} \cdot \frac{101.3}{P}$$ （式 8-8）

式中，t 和 P 分别为测量现场的温度和气压，量纲分别为摄氏度（℃）和千帕（kPa），标准温度和气压（STP）定义为 0（273.15K）及 101.325kPa（1atm）。T 为国家标准实验室校准该电离室时的温度，通常为 20℃。电离室受湿度影响较小，如校准时的相对湿度为 50%，现场为 20%~70% 可不做校正。

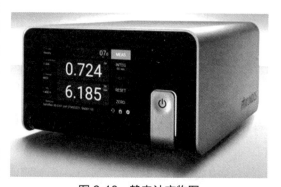

图 8-10 静电计实物图

（二）正比计数器

正比计数器工作在正比区域（见表 8-1），结构大多采用圆柱形，中心是阳极细丝，圆柱筒外壳是阴极，工作气体一般是惰性气体和少量负电性气体的混合物。入射粒子与筒内气体原子碰撞使原子电离，产生电子和正离子。在电场作用下，电子向中心阳极丝运动，正离子以比电子慢得多的速度向阴极漂移。电子在阳极丝附近受强电场作用，加速获得能量，可使原子再电离。从阳极丝引出的输出脉冲幅度较大，且与初始电离成正比。正比计数器具有较好的能量分辨率和能量线性响应，探测效率高，寿命长，广泛应用于核物理和粒子物理实验。

（三）盖革 - 米勒计数器

盖革 - 米勒计数器（简称盖革计数器）工作在 G-M 区域（见表 8-1），是较优良的单个粒子计数器，但两极间的电压非常高，使粒子在管内放电，之后在很短时间内气体混合物便抑制了由单个辐射粒子造成的离子雪崩。每次粒子通过计数器，电路中就通过一个电流脉冲。所以盖革计数器能够计量粒子的个数。盖革计数器主要用于探测环境背景辐射计数的变化，以声响、闪光等方式显示出来。

二、固体探测器

（一）半导体探测器

1. **构成**　半导体探测器是以半导体材料为探测介质的辐射探测器，常用的半导体材料是锗和硅。带电粒子在半导体探测器内产生电子、空穴对，电子、空穴对在外电场的作用下漂移而输出信号（图 8-11）。常用半导体探测器有 P-N 结型硅半导体探测器、锂漂移型半导体探测器和高纯锗半导体探测器。

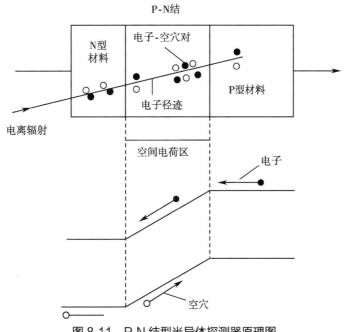

图 8-11　P-N 结型半导体探测器原理图

2. **应用**　半导体探测器体积很小，用在小照射野或高剂量梯度区域（如半影区）的剂量测量，也经常用于三维水箱测量射束分布；通过集成的手段将半导体探测器封装成为密集分布的矩阵结构，用于面剂量分布的测量。商用半导体型面剂量验证工具主要有 Arccheck（图 8-12A）、Map Check、Delta 4 等。此外，半导体探测器的能量分辨率高，可加工成光子能谱检测设备，如高纯锗数字化多道谱仪（图 8-12B）。

（二）热释光剂量计（TLD）与光释光剂量计（OSLD）

1. **构成**　热释光剂量计是利用某些磷光体在制备过程中加进某些杂质，在磷光体内形成空穴，当热释光剂量计在辐射场中受到射线的辐照后，产生自由电子和空穴并被俘获，可以将电子-空穴对保持在激发态。加热后储存的辐射能以可见光的形式释放,发光量与辐射剂量成正比(图8-13)。而光释光剂量计是基于薄基体氧化铝(Al_2O_3:C)的受激发光材料,作为TLD的替代产物,应用日益广泛。

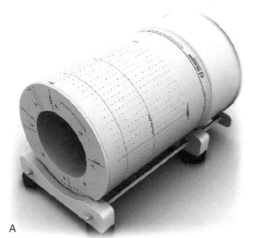
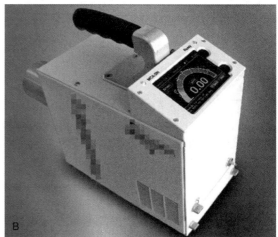

图 8-12 半导体探测器的应用

A. 剂量分布测量工具 Arccheck;B. 高纯锗晶体探测器。

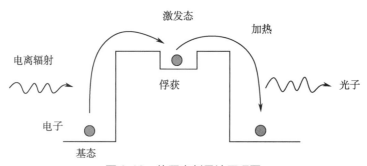

图 8-13 热释光剂量计原理图

2. **应用** 两种剂量计主要用于模体和患者在体剂量测量以及环境辐射剂量防护监测和人员的个人剂量监测。

(三)胶片剂量计

1. **构成** 胶片剂量计通常指对电离辐射很敏感的卤化银胶片,在一定测量范围内其受照后的黑化程度与剂量成正比(图8-14)。由于胶片的高原子序数物质(银)含量相对较高,因此能响效应显著。

2. **应用** 胶片适用于平面剂量分布测量,因此广泛用于治疗机束流的平坦度、对称性、光/射野一致性等质控项目的测试。新型免洗胶片可在明室下操作,无须冲洗,实时自显

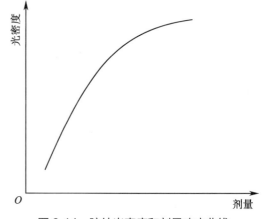

图 8-14 胶片光密度和剂量响应曲线

影,优点是分辨率高、组织等效性好、能响范围广、剂量和剂量率响应良好,适用于 0.2Gy 到 100Gy 剂量范围的测量。

(四) MOSFET 探测器

1. **构成** 金属氧化物 - 硅半导体场效应晶体管(MOSFET)具有源极、漏极和栅极,其栅极氧化层在电离辐射下可产生电子 - 空穴对。S 为源极,接电源负极;D 为漏极,接电源正极;G 为栅极,和源极间电压为 0 时,沟道不导电(图 8-15)。电离辐射产生正电荷向 Si 与 SiO_2 交界面移动进入陷阱形成沟道电流。为确保 MOSFET 沟道电流的恒定,栅极偏置电压(即阈值电压)将发生变化。阈值电压的变化与吸收剂量值呈线性关系,通过测量 MOSFET 阈值电压的改变可计算出吸收剂量。

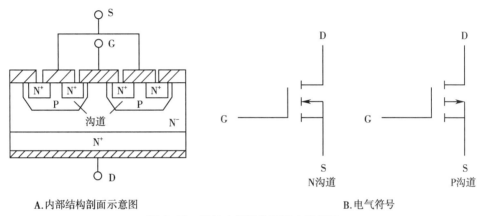

A.内部结构剖面示意图　　　　　　　　　　B.电气符号

图 8-15　场效应管结构图及电器符号

2. **应用** MOSFET 探测器(图 8-16)可用于光子线外照射在体剂量测量(in-vivo dosimetry),也可用于内照射近距离治疗过程中的实时剂量监测。

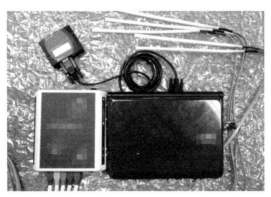

图 8-16　MOSFET 测量装置

(五) 闪烁体探测器

闪烁体探测器是利用电离辐射在特殊晶体材料中产生的闪光量来进行辐射探测。最常用的材料是碘化钠(NaI)。NaI 晶体与一个光电倍增管耦合(图 8-17),入射辐射在闪烁体内损耗并沉积能量,引起闪烁体中原子(或离子、分子)的电离激发,之后受激粒子释放出波长接近于可见光的闪烁光子,通过光电倍增管转换、产生电信号。NaI 探测器非常灵敏,通常用于探测低能量或低剂量率辐射。

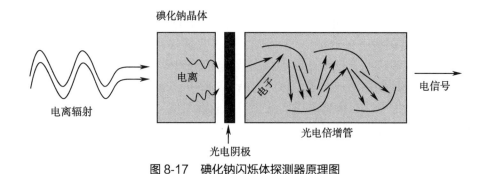

图 8-17 碘化钠闪烁体探测器原理图

三、巡检仪和个人剂量报警仪

(一) 巡检仪

巡检仪,全称电离辐射巡测仪(图 8-18),一般采用 NaI(Tl) 晶体或者 G-M 管作为探测器,再配上电子放大线路和报警指示装置构成一台电离辐射巡检仪。

(二) 个人剂量监测设备

个人剂量监测设备包括:个人剂量计和个人剂量报警仪。个人剂量计是一种用来测量放射工作人员在工作时所受辐射剂量的仪器。按照《中华人民共和国职业病防治法》及职业健康监护要求,对接触电离辐射的职业工作人员,必须进行剂量监测。因此,放射工作人员应佩戴个人剂量计并定期检测。最常见的个人剂量计为热释光剂量计(TLD)与光释光剂量计(OSLD)。

此外,对于高剂量率环境或发生意外照射时,应具备即时读出辐射水平的直读式剂量计,分手持式巡检仪和佩戴式个人剂量报警仪(图 8-19),以便根据放射工作人员所处的工作环境对肢体或全身进行监测。

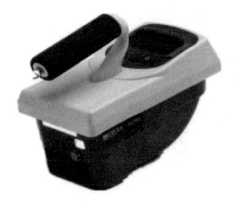

图 8-18 巡检仪

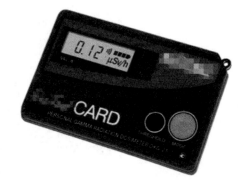

图 8-19 个人剂量报警仪

四、绝对剂量计

绝对剂量计是指可以直接读出剂量读数的测量仪器,其测量结果是具有单位和量值的标准量。

（一）量热计

量热计的工作原理是精确测量辐射能的产热量。因此，量热计结构精密，对环境要求苛刻。仅适用于标准制定机构［中国计量科学院（NIM）等］，利用量热计来获取特定辐射场中计量仪器的校准因子，不适用于放射治疗场所。

（二）化学剂量计

化学剂量计测量电离辐射引起的化学变化，反应产物的累计量与吸收剂量之间具有线性关系。弗里克剂量计就是一种化学剂量计，利用硫酸亚铁经电离辐射后产生 Fe^{3+} 的数量计算辐射量，主要用于次级实验室的剂量传递。

第三节　医用加速器射束的校准

医用加速器通过跳数（MU，即加速器剂量监测系统计数）对自身输出量进行累计，确定患者治疗中设备的输出量。建立 MU 和吸收剂量之间对应关系的过程称为射束的校准。实践中使用具有校准因子的电离室及静电计，遵循操作规程及剂量测量规程来完成医用加速器射束的校准。本节介绍两种光子束校准方法：基于空气比释动能校准法和基于水吸收剂量校准法。

一、基于空气比释动能的剂量校准

对于高能光子束而言，基于空气比释动能的校准涉及 3 个步骤：首先，确定参考电离室空气比释动能因子 N_K；其次，计算参考电离室气腔内平均吸收剂量的校准因子 $N_{D,air}$；最后，在临床射束中测定水的吸收剂量。

（一）确定校准因子 N_k

在标准剂量学实验室，通过 ^{60}Co γ 射线辐射场（辐射质为 Q_0）量化特定点处的空气比释动能 K_{air}（图 8-20A）。用户参考电离室的校准（图 8-20B）是将电离室（包括建成帽）的中心放置在上述相同辐射场内已知空气比释动能处，并给出静电计读数，将读数对环境温度气压、电离室复合效应、极化效应等校正后得到 M_{Q_0}，用 N_K 表示用户空气比释动能校准因子：

$$N_k = K_{air}/M_{Q_0} \qquad (式 8-9)$$

这个校准因子由标准剂量学实验室提供，构成了剂量校准程序的第一步。

（二）确定 $N_{D,air}$ 校准因子

剂量校准程序第二步是确定平均吸收剂量的校准因子 $N_{D,air}$：

$$N_{D,air} = \overline{D}_{air}/M_{Q_0} \qquad (式 8-10)$$

其中，$\overline{D}_{air}$ 是电离室气腔内的平均吸收剂量。$N_{D,air}$ 是将电离室经校正后的读数转换为气腔内平均吸收剂量的校准因子。推导过程如下：

1. $\overline{D}_{air}$ 等于平均电离能除以电子电量（W_{air}/e），与照射量的乘积：

$$\overline{D}_{air} = X(W_{air}/e) \qquad (式 8-11)$$

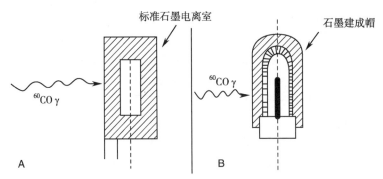

图 8-20　PSDL 使用 ^{60}Co γ 光束进行 K_{air} 测定和传递
A. 测定；B. 传递。

2. 电离室的空腔体积为 V、空气密度 ρ、测量电荷量为 Q，所以上述公式可表示为：

$$\overline{D}_{air}=\frac{Q}{\rho V}(W_{air}/e) \qquad\qquad （式 8-12）$$

3. 将公式 8-10~ 公式 8-12 联立可得：

$$N_{D,air}=\frac{Q}{M_{Q_0}}\frac{1}{\rho V}(W_{air}/e) \qquad\qquad （式 8-13）$$

M_{Q_0} 与电荷 Q 成正比，空气密度 ρ 是一个常数。此外，平均电离能 W_{air}/e 不随辐射质的变化而变化（电子能量低于几千电子伏除外）。因此，校准因子 $N_{D,air}$ 仅与电离室气腔的体积成反比，无论辐射质如何，该因子都是恒定的。

4. 电离室气腔内的平吸收剂量 $\overline{D}_{air}$ 与空气比释动能（自由空气中）K_{air} 有关：

$$\overline{D}_{air}=K_{air}(1-g)k_{att}k_m k_{cel} \qquad\qquad （式 8-14）$$

式中，g 表示韧致辐射份额，对于 ^{60}Co γ 光子 g 值接近 0.3%。修正因子 k 是指电离室对辐射场的影响。

5. k_m 修正 ^{60}Co γ 光子束校准时，电离室壁材料的非空气等效性。

6. k_{att} 修正电离室室壁材料和平衡帽对入射光子的衰减和散射。

7. k_{cel} 修正指形电离室中心电极的非空气等效性。

对于纯石墨圆柱形电离室（即中心极、室壁和平衡帽都是石墨），推荐值为 $K_m K_{att}=$ 0.989；对于 Farmer NE2571（中心电极为铝）K_{cel} 一般为 1.006。

由公式 8-9、公式 8-10、公式 8-14 得出：

$$N_{D,air}=N_k(1-g)K_{att}K_m K_{cel} \qquad\qquad （式 8-15）$$

对于一个给定的用户电离室，只要 W_{air}/e 不随辐射质变化，通过标定后可得到常数 $N_{D,air}$ 因子。用户测量时，电离室气腔的平均吸收剂量为：

$$\overline{D}_{air}=M_Q N_{D,air} \qquad\qquad （式 8-16）$$

其中，M_Q 是在辐射质为 Q 的用户辐射场下静电计读值。

（三）使用校准因子 $N_{D,air}$ 获得水的吸收剂量

用户在辐射质为 Q 的射束中，参考深度处测定水的吸收剂量，电离室腔体的几何中心 C 与射束中心轴对齐，有效测量点 P_{eff} 向上与 C 略有偏移（图 8-21）。因为水可以提供电子平衡条件，因此电离室不需要加平衡帽，但对于不防水的电离室气腔，需要覆盖一层有机玻璃

或聚苯乙烯。

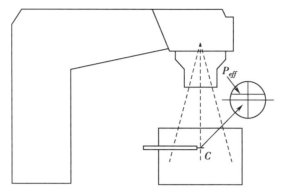

图 8-21　高能光子或电子束下,水模体及电离室的架设

将水模体中有效测量点处电离室气腔内的平均剂量($M_Q N_{D,air}$)转换为水模体中对应位置处的吸收剂量 $D_{w,Q}$,该过程的理论基础是布拉格 - 格雷空腔理论(Bragg-Gray cavity theory)。

1. Bragg-Gray 空腔理论含义是当电离室的气腔相对于固体吸收体的质量较小时,以至于原始电子在行经气腔时,能量损失非常少,原始电子的角度与速度分布保持不变。本质上是研究空腔与周围介质间关于粒子输运与能量沉积过程的相互影响。

2. Bragg-Gray 空腔理论成立的 3 个条件:

(1)空腔尺寸要远小于空腔中光子产生的次级带电粒子的射程。

(2)吸收剂量仅由穿过空腔的带电粒子沉积产生(即假定空腔中的光子相互作用非常少,并可忽略)。

(3)带电粒子在介质中达到平衡(CPE)。

在实际应用过程中,根据 Bragg-Gray 空腔理论,均匀介质中的吸收剂量可以简化为电离室气腔测到的吸收剂量与阻止本领之比的乘积。因此,水中有效测量点 P_{eff} 处的吸收剂量为:

$$D_{w,Q}(P_{eff}) = M_Q N_{D,air}(S_{w,air})_Q P_Q \qquad \text{(式 8-17)}$$

其中 M_Q 是剂量计读数;$(S_{w,air})_Q$ 是水对空气的阻止本领比;P_Q 是扰动因子,用于修正电离室对测量介质的扰动;有效测量点 P_{eff} 和扰动因子 P_Q 的取值与电离室的气腔几何尺寸和室壁构成有关。高能光子束有效测量点为指形电离室圆柱气腔半径(r)的 0.6 倍,高能电子束为 $0.5r$。

二、基于水吸收剂量的剂量校准

目前,放射治疗剂量校准过程主要考虑水中吸收剂量的测定。如果能直接提供电离室水吸收剂量校准因子 $N_{D,w}$,而不是空气比释动能校准因子,可减少许多修正因子的引入从而降低不确定度,极大简化计算过程,提高剂量校准精度。

虽然只有传统的量热法允许直接测定水的吸收剂量,但实验室已经可以提供其他方式(电离室法、化学计量法和石墨量热法)所需的转换和扰动因子。一些 PSDL 已经为 ^{60}Co γ 射

线束提供 $N_{D,w}$ 校准,并将这些校准程序扩展到高能光子束和电子束。我国 NIM 可以为加速器用户提供电离室水中吸收剂量校准因子 $N_{D,w}$。

(一)基于 $N_{D,w}$ 的计算公式

对于辐射质为 Q_0 的辐射场,水中参考深度 Z_{ref} 处的吸收剂量校准公式为

$$D_{w,Q_0}=M_{Q_0}N_{D,w,Q_0} \tag{式 8-18}$$

其中 M_{Q_0} 是实验室在参考条件下经过温度气压修正后的静电计的读数,N_{D,w,Q_0} 是水吸收剂量校准因子,电离室气腔中心位于参考深度处。参考辐射质 Q_0 为 ^{60}Co γ 射线的辐射质,与空气比释动能标准一致。理想情况下,实验室应具备直线加速器,能够在全部的高能光子束和电子束辐射质 Q 范围内校准用户电离室用于临床放射治疗:

$$D_{w,Q}=M_QN_{D,w,Q} \tag{式 8-19}$$

式中 $N_{D,w,Q}$ 为适合用户射束辐射质的刻度因子。

(二)辐射质的修正系数 k_{Q,Q_0} 通常情况下,$N_{D,w}$ 为单一辐射质 Q_0 下的刻度因子,当电离室处于与校准时 Q_0 不同的射束 Q 中使用时,水的吸收剂量为:

$$D_{w,Q}=M_QN_{D,w,Q_0}k_{Q,Q_0} \tag{式 8-20}$$

k_{Q,Q_0} 用于纠正参考射束辐射质与用户射束辐射质间的电离室响应差异。辐射质校准因子定义为不同辐射场 Q 和 Q_0 下,电离室水吸收剂量校准因子的比为:

$$K_{Q,Q_0}=\frac{N_{D,w,Q}}{N_{D,w,Q_0}}=\frac{D_{w,Q}/M_Q}{D_{w,Q_0}/M_Q} \tag{式 8-21}$$

^{60}Co γ 射线束的辐射质常用于电离室剂量校准,通常用简化符号 K_Q 表示辐射质修正因子。一些 PSDL 直接采用高能光子和电子束完成校准,此时使用符号 k_{Q,Q_0} 并指定 Q_0。理想情况下,射束辐射质修正因子应该针对每个电离室直接在与用户射束相同的辐射场中测量。然而,大多数标准实验室不具备该条件,只能选择在相近的辐射质的辐射场中进行测量。

当临床射束中没有实验数据可以参考或难以直接测量 k_{Q,Q_0} 时,多数情况下可以进行理论计算。将(式 8-17)与 $N_{D,air}$(式 8-13)进行比较得到 K_{Q,Q_0}:

$$K_{Q,Q_0}=\frac{(S_{w,air})_Q}{(S_{w,air})_{Q_0}}\frac{(W_{air})_Q}{(W_{air})_{Q_0}}\frac{P_Q}{P_{Q_0}} \tag{式 8-22}$$

该计算公式适用于所有类型的高能射束。分别涉及辐射质 Q 和 Q_0 中,水对空气的阻止本领比 $S_{w,air}$,空气中的平均电离能 W_{air},以及扰动因子 P_Q 和 P_{Q_0}。在常规放射治疗用高能电子束和光子束能量范围内,$(W_{air})_Q$ 近似等于 $(W_{air})_Q$,上述公式可简化为:

$$K_{Q,Q_0}=\frac{(S_{w,air})_Q}{(S_{w,air})_{Q_0}}\frac{P_Q}{P_{Q_0}} \tag{式 8-23}$$

三、N_k、$N_{D,air}$ 与 $N_{D,w}$ 之间的差异

$N_{D,w}$ 直接用于计算水的吸收剂量值,与以空气为基础的 $N_{D,air}$ 在结果上存在差异,取决于束流的类型、辐射质以及电离室的类型。对于 ^{60}Co γ 射线束,基于两种不同方案的 D_w 测定通常相差 1% 左右。对于不同射束和电离室,差异可能增加,主要是由于 N_k 计算公式中的修正因子取值及表达式存在误差。另一个系统误差来自于空气比释动能和吸收剂量的初级校准。

第四节　医用加速器剂量测量

一、加速器数据采集

患者进行放射治疗前,需要明确患者体内任意位置处的剂量分布。然而,通常情况下探头无法直接放到患者体内进行测量,所以必须通过间接计算的方法来预测患者体内的剂量分布。不同类型的射束以及剂量沉积算法需要预先提供基本的数据模型,模型的建立需要进行一系列的测量。

（一）加速器数据采集时间

1. **调试及验收**　调试过程包括加速器调试、测量和记录所有与临床使用相关的机器特性。验收过程包括验证设备的性能是否满足采购合同和制造商提供的验收手册中列出的最低要求。

2. **数据采集**　不同厂家的治疗计划系统（treatment planning system, TPS）针对不同算法以及不同类型的射束,数据采集的要求略有不同。物理师应根据 TPS 的具体要求,详细了解需要采集的数据,明确数据的测量工具和测量条件,避免遗漏和误操作。一些 TPS 系统针对不同设备内置了其通用的数据模型,避免数据采集环节引入的误差。

3. **常规质控**　根据设备验收结果,制定相对剂量测量相关的质控检测项目和允差,按照标准要求定期对这些项目进行稳定性检测。

（二）剂量测量前的准备

剂量测量前,应检查所有剂量测量设备的可用性和准确性,如三维水箱测量系统的机械运动和数据收集软件的准确性;静电计的本底、漏电和极化效应;电离室或半导体探头的漏电及防水性能;固体水的厚度及电离室插孔位置精度等。

（三）剂量测量工具选择

1. **模体的选择**　相对剂量测量需要在不同条件下进行测量并归一,模体能够满足散射要求且测量点位置可变。常用模体为可远程控制的二维、三维水箱和固体水等。

（1）三维水箱:一般由箱体、探测器运动臂、控制单元和水车组成（图 8-22）,探测器的运动精度可达亚毫米级。通过软件驱动运动臂,实现探测器以连续或者步进式的扫描方式,获得辐射野的射束剂量分布特性。除射野内收集信号的主测量探测器外,一般在机头下方照射野边缘固定位置放置参考探测器,用于监测并反馈束流波动。箱体及探测器的架设至关重要,测量前需要检查:

1）射束的中心轴（CAX）靠近箱体的中心,使其能够在所有方向上行程最大。

2）探测器所处运动轴在深度方向上与 CAX 平行,在横、纵方向上与水面平行。

3）坐标系统的原点（CAX 相交水面）被正确识别和存储（考虑到探测器的有效测量点）。

4）探测器的方向相对于扫描方向是合适的（考虑体积效应杆效应及碰撞）。

5）复核源到水面的距离（SSD）。

6）参考探测器不会干扰测量的剂量分布。

7）根据探测器的不同，合理选择静电计的偏压及增益，避免探测器损坏或测量中信号饱和。

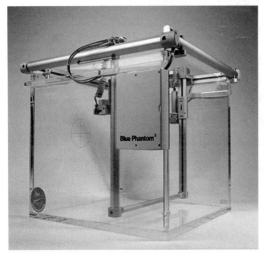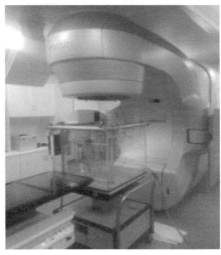

图 8-22 三维水箱及其架设

（2）固体水：由有效原子序数和电子密度接近水的物质构成，如有机玻璃（PMMA）和聚苯乙烯等，可用于输出因子的测量和移植计划的点剂量验证（图 8-23）。

2. **探测器的选择** 剂量测量工作中最常用的辐射探测器是空气电离室和半导体探测器（图 8-24）。也可用胶片测量相对剂量，特别是 MLC 漏射的测量和电子束分布的测量。

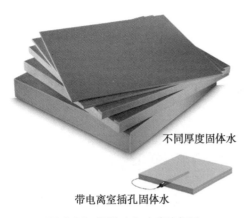

不同厚度固体水

带电离室插孔固体水

图 8-23 固体水和电离室插孔

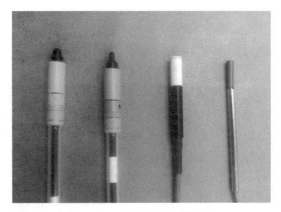

图 8-24 不同类型的探测器
左至右依次为 CC04、CC01、宝石探测器、SFD。

（1）空气电离室：对光子束的响应具有长期稳定性、高灵敏度和非常小的能量依赖性，可用于光子束水中剂量分布的测量。一般采用小体积（0.1cm³）防水电离室进行深度方向的剂量测量（PDD），安装电离室时，应使其轴线与光束轴线和运动方向垂直，注意修正有效测量点。空气电离室对电子束的能量依赖性较高且空腔对电子束的扰动效应显著，因此，对于电子束推荐采用平行板电离室进行相对和绝对剂量测定。在光子线 PDD 建成区域,使用平行板电离室,可以获得更好的精度。

(2)半导体探测器:测量体积比最小的空气电离室都要小得多,是水中射束分布测量的理想工具。为了克服不同深度以及光子束边缘处的能量响应问题,探测器背面加入了高密度材料,具有方向依赖性,不适合测量绝对剂量。水箱架设时,此类半导体探测器的前端应面对光子束入射方向安装,以减少方向性依赖的影响。

二、光子束的剂量测量

(一)光子束辐射质的确定

根据标称能量的不同,直线加速器产生的辐射质需要进行核查,在调试验收以及临床使用中,应检查射束辐射质变化的参数与标称值的一致性及稳定性。

对于光子束,辐射质指数 QI 定义为对于标准射野(10cm × 10cm)、SSD=100cm,PDD 曲线上特定深度处(20cm 和 10cm)的相对剂量比值。

(二)百分深度剂量

1. **测量要求** 除了开野 PDD 外,针对每块物理楔形板应测量楔形野的 PDD。一般测量从最小到最大的几个方野和矩形野的 PDD(图 8-25),范围从水面(SSD 通常为 100cm)到水下至少 30cm。

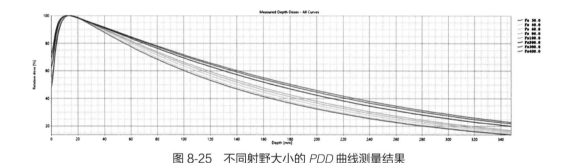

图 8-25 不同射野大小的 PDD 曲线测量结果

2. **测量工具和方法** 使用远程控制的水箱和一个小体积电离室进行测量。电离室应从最深的位置开始,向水面移动,最终超出水面几毫米。可以通过水箱控制软件编程进行慢速扫描(<3mm/s)将水波的影响最小化;对梯度变化较大的区域可密集采样;随着深度的增加可降低采样频率。

3. **关于建成区的测量** 高能光子束的百分深度剂量曲线的建成区特征对于估计临床皮肤剂量或浅表病变剂量非常重要。为了获得更准确的建成区 PDD,可采用平行板电离室,以提供充分的反向散射。

(三)离轴曲线

1. **测量要求** 应对开野和所有可用的物理楔形野进行测量。OAR 的形状(剖面分布,profile)(图 8-26)与深度相关,需要在几个典型深度处进行测量,如最大剂量深度 D_{max}、5cm、10cm 和 20cm。扫描宽度与射野大小和所处深度(射束发散)相关,应包括射束边缘及外围至少 5cm。

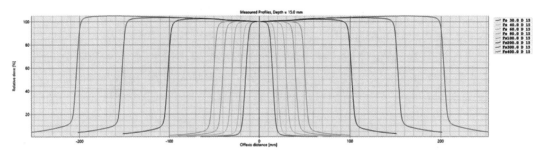

图 8-26　不同射野大小的 profile 曲线测量结果

2. 测量工具和方法　需远程控制水箱和半导体探测器。测量时应注意通过归一位置调整静电计增益,避免在楔形板薄端出现信号饱和。对于边长超过 30cm 的射野,特别是较深处的扫描,水箱的尺寸可能不够。可以将水箱移到一侧,采取半野扫描的方式得到距离 CAX 适当的 profile。对于扫描速度、采样时长和频率,可根据野内、半影区和野外区域分别设置以获得最佳的扫描精度和效率。

(四) 射野输出因子(OUF 或 FOF)

也称总散射因子,数值上等于模体散射因子 S_p 与准直器散射因子 S_c 的乘积(图 8-27)。

1. 测量要求　同时使用上层和下层钨门确定边长从 1cm 到最大射野尺寸进行组合(确定准直器互换效应),每个射野以相同的跳数(100MU)出束测量,测量的剂量率归一到参考野(10cm × 10cm),随着射野的增加输出因子变大并趋于平稳。

2. 测量工具和方法　OUF 的测量一般采用指形电离室,在固体水中完成测量。固体水的摆位、电离室的深度和距离应与用于校准的参考条件相对应,如 $SSD=100cm$,电离室位于 5cm 或 10cm 深度处(电子污染可忽略不计)。

此外,S_c 和 S_p 可单独进行测量。一方面,测量 S_c 的电离室可采用 SAD 方式或放置在与测量 OUF 相对应的深度,模体采用能够提供旁向散射满足横向电子平衡的最小尺寸(4cm),当射野大于散射模体时,准直器散射对电离室的贡献是恒定的,S_c 的值可以从测量中得到。另一方面,S_p 可以根据定义在准直器开口不变的情况下,用加挡块的方法改变各射野在模体中散射面积的方法得出,或者通过参考深度处的组织空气比(与等效方野相关)计算。三者关系如下图 8-27 所示。

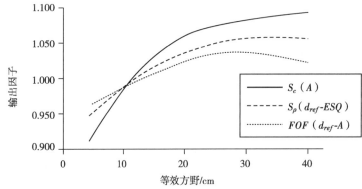

图 8-27　射野输出因子、机头散射和模体散射因子随等效方野的变化
A 为射野;d_{ref} 为参考深度;ESQ 为等效方野。

（五）物理楔形板的测量

除了楔形野的百分深度剂量曲线、离轴比曲线，另外一个重要的物理量是楔形因子。

1. 定义　楔形因子（WF）指在射束参数相同的情况下，有楔形板的剂量率与没有楔形板的剂量率之比。

2. 测量要求　同时使用上层和下层钨门确定边长从 1cm 到最大楔形和非楔形方向尺寸进行组合，测量的剂量率归一到参考野（10cm×10cm），每个射野以相同的跳数（100MU）出束测量。由于楔形野离轴比曲线具有陡峭的梯度分布，需要确保探测器与非楔形方向平行并且位于 CAX 上。可通过旋转准直器，在两个相反的楔形方向上分别测量，读数的变化应小于 1%。

3. 测量工具和方法　WF 的测量一般采用指形电离室，在固体水中完成测量。固体水的摆位、电离室的深度和距离应与用于校准的参考条件相对应，如 $SSD=100cm$，电离室位于 5cm 或 10cm 深度处（电子污染可忽略不计）。电离室长轴方向与非楔形方向平行，所有楔形板按统一方向（R 方向）插入机头下方。每个射野以相同的跳数（100MU）出束测量，测量的剂量率归一到参考野（10cm×10cm）。

（六）挡块和托架衰减

大多数外照射治疗设备都有挡块等附件，可以挂在机器头部和患者之间以改变辐射场的形状。这些挡块由铅或高密度合金制成，固定于可插入机头下方的托盘上，托盘通常是透明的塑料板或带孔的金属板。

1. 定义　托架因子（tray factor）或者透射系数，是指有无托架时剂量（在与参考条件相对应的源深度和距离处）的比值。

2. 测量要求　托架因子通常与射野大小无关，只需要测量参考野即可。

3. 测量工具和方法　托架因子的测量一般采用指形电离室，在固体水中完成测量。固体水的摆位、电离室的深度和距离应与用于校准的参考条件相对应，如 $SSD=100cm$，电离室位于 5cm 或 10cm 深度处（电子污染可忽略不计）。

此外，挡块的引入会改变进入患者射束的等效方野大小和 S_p 值，也可以改变 S_c，应该进行额外的测量。采用挡块形成射野时应进行半影测量，以确定射野边缘位置。

（七）多叶准直器漏射的测量

对于侧面凹凸槽设计和前端弧形端面设计的 MLC 仍然存在漏射，需要测量叶片平均透射和叶片间的穿射，以修正 TPS 的剂量优化和计算。射束能量不同，透射因子和穿射不同，需要单独测量。

1. 定义　叶片透射因子指射野中心轴上特定深度处（一般为剂量刻度深度），叶片全部关闭和打开状态的射野输出剂量率之比，对于直线加速器根据能量不同，该值一般为 1.2%~1.8%；剂量学间隙（DLG）指与弧形端面叶片具有相同透射剂量的直立端面叶片间的距离（mm），瓦里安的机器需要测量该参数。

2. 测量要求　透射因子和 DLG 受能量、射野大小、叶片位置及离轴情况等因素影响，实际工作中一般测量参考野（10cm×10cm）的平均叶片透射因子及 DLG。DLG 测量需要一组 MLC 以不同间距（2mm、4mm、6mm、10mm、14mm、16mm 和 20mm）进行滑动的测试文件，运动距离为 120mm，速度和剂量率保持不变。

3. 测量工具和方法　与之前测量托架因子的工具和摆位条件相同。分别测量开野剂

量 R_{open} 以及 A 面和叶片的穿射剂量($R_{T,A}$，$R_{T,B}$)，取平均值作为最终的透射因子 R_T。测量不同叶片间距滑动文件的剂量贡献 R_g，计算平均透射因子 R_T 对每个叶片间距的剂量贡献 R_{gT} $[R_{gT}=R_T(1-g/120)]$ 及经校正的不同叶片间距滑动时剂量($R_g'=R_g-R_{gT}$)，对函数进行直线拟合，截距 b 的绝对值即为 DLG(零剂量下的叶片间距)，图 8-28 为某直线加速器 6MV 光子线的拟合结果，DLG 为 1.283 1mm。

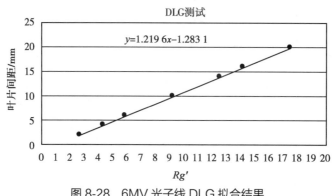

图 8-28　6MV 光子线 DLG 拟合结果

三、电子束的剂量测量

(一) 电子束辐射质的确定

对于电子束，半值剂量深度 R_{50} 和射程 R_p 与辐射质相关，这两个数值来自于水中电子束的 PDD。

(二) 电子束虚源位置

电子束的有效源(虚源)位置也可以按照距离平方反比定律推导，电子束虚源位置的测量应在水模体中最大剂量深度处。采用指形电离室或半导体探头，从限光筒接触水表面开始测量剂量率，不断改变限光筒和水面的间隙至 20cm，获得不同间隙的一组输出剂量率的数值。根据距离平方反比定律将测量结果进行直线拟合即可得出有效源位置。此外，电子束的虚源位置与束流能量、钨门设置、限光筒的大小和挡块面积有关，测量时需要考虑不同条件的影响。

(三) 百分深度剂量曲线(PDD)和离轴比曲线(OAR)

1. 测量要求　对于 PDD 和 OAR 的测量，也应遵循上述光子束测量的方法和流程。如果使用电离室来测量 PDD，必须将电离曲线转换为剂量曲线。与光子束相比，电子束具有一定的射程，超过这个深度后仅存在轫致辐射(X 射线污染)。因此，PDD 扫描深度一般不超过特定电子束的射程(5~10cm)。临床获取电子束 PDD 深度为 15cm(图 8-29)。不同探测器需分别设置有效测量点深度。

2. 测量工具和方法　PDD 一般采用小体积电离室，扫描方向从底部向水面进行扫描，速度一般不超过 3mm/s。剖面分布测量(profile)一般采用专用电子束半导体探头，位于最大剂量深度(D_{max})及超过 D_{max} 进行扫描，即 100%、90%、70%、50%、30% 和 10% 的相对剂量深度处进行扫描，此外可以在接近表面的一个深度进行扫描，例如 0.5cm，扫描速度不超过 3mm/s，也可根据不同区域设不同扫描速度。电子束 PDD 及 profile 测量过程中可关闭剂量率伺服以减少伺服系统对剂量率的扰动。

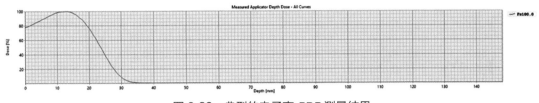

图 8-29　典型的电子束 *PDD* 测量结果

（四）输出因子

1. **测量要求**　电子束输出因子的测量与光子束有很大的不同。由于电子束 *PDD* 曲线的急剧下降，在 D_{max} 深度后方进行测量时，探测器位置稍有变化，就会导致较大的剂量偏差。因此，输出因子测量点始终在 D_{max} 深度。必须注意 D_{max} 随射野大小变化，并相应地重新定位探测器。或者，如果对所有射野大小使用与参考野 D_{max} 相同的测量深度，则需要使用相应的 *PDD* 曲线计算每个射野 D_{max} 处的值。对于不同能量、不同大小的限光筒，钨门设置不同，同一限光筒可采用的挡铅面积不同，不同的组合应分别测量。

2. **测量工具和方法**　测量电子束输出因子可以在固体水中进行，最佳探测器为小体积的平行板电离室，它的有效位置明确而且不需要扰动修正。对于同一能量和同一限光筒，通过使用之前获得的 *PDD* 曲线将读数校正到 D_{max} 深度，并完成电离曲线到剂量曲线的转换。测量值应按照该限光筒标准挡铅测量值进行归一。不同大小的限光筒应配套制作多个低熔点挡铅，厚为 1cm。制作挡铅时，方形野中心位于射束中心轴上。电子束限光筒与水面之间有 5cm 间隙，为在等中心处获得准确的射野，挡铅要按比例缩小，使其形成射野实际尺寸与所要求尺寸偏差 <1mm。

（于　浪　邱　杰）

第九章

放射生物学基础

　　射线穿过人体时,部分能量被正常组织或肿瘤吸收,当沉积到一定剂量时,会引起特定的生物学效应,最终发生细胞死亡或组织损伤。机体受到辐射后,不同的剂量或分割模式产生的生物学效应差异很大,合理运用分次照射的基础原理:细胞存活曲线下的 L-Q 模型、细胞放射损伤的修复、肿瘤细胞的再群体化、细胞周期的再分布、乏氧细胞的再氧合,以及早、晚反应组织的放射反应、损伤机制等,是临床制定计划所遵循的重要依据,也是本章学习的主要内容。

一、电离辐射损伤

　　电离辐射之所以能诱导生物效应,源于射线与组织细胞作用时,能量被 DNA、蛋白质、膜结构及水分子等维系生命的重要物质吸收,导致这些分子结构和介质发生改变,产生各种效应。为方便研究,将这些重要物质假设为辐射作用的敏感"靶",而辐射产生的生物学效应主要与这些"靶"受到辐射后的损伤或改变有关。

　　遗传物质 DNA 是电离辐射损伤的主要靶点,其损伤方式主要包括碱基损伤、单链断裂、双链断裂等。其中,DNA 的双链断裂是最重要的损伤形式,损伤后不易修复。

二、电离辐射的直接作用和间接作用

(一) 电离辐射的直接作用

　　电离辐射的直接作用是指射线作用于具有生物活性的大分子(如脱氧核糖核酸、蛋白质等),使其发生电离、激发或化学键的断裂而造成分子结构和性质的改变,从而引起细胞功能障碍或程序性死亡。

　　实验证明,辐射可直接引起遗传物质 DNA 的键断裂、解聚、合成障碍等,同样也可引起某些酶的活性降低或丧失,而电离辐射的生物效应主要由关键靶 DNA 的损伤所致。任何形式的辐射被生物机体吸收后都有可能与 DNA 发生直接作用,从而启动一系列导致生物变化的事件。

(二) 电离辐射的间接作用

电离辐射的间接作用是指射线作用于肿瘤细胞中或正常组织中的水分子使其电离和激发,形成化学性质活跃的自由基,从而作用于生物活性大分子引起损伤。

人体细胞中水含量约占 80%,生物效应在很大程度上是通过辐射对水的间接作用形成的,因此在人体中,间接作用引起的辐射效应占有十分重要的地位。

三、细胞周期时相与细胞敏感性

(一) 细胞周期

细胞周期是指从一次细胞分裂结束开始,经过染色体凝聚,到下一次细胞分裂结束为止的过程。细胞周期一般划分为先后连续的 4 个时期,分别为 G_1 期、S 期、G_2 期、M 期,几乎所有真核细胞都包含这 4 个时期。

G_1 期是 DNA 合成前期,体内大部分细胞在完成上一次分裂后,开始合成细胞生长所需要的物质,但不合成 DNA。S 期是 DNA 合成期,此时细胞开始合成 DNA。G_2 期是 DNA 合成后期,为分裂期做最后准备。M 期是细胞分裂期,细胞经过分裂,将其遗传物质平均地分配到两个子细胞。

整个细胞周期的进行都在一系列监测点下严格进行,当有 DNA 损伤、复制不完全等情况,细胞周期将被阻断。

(二) 周期时相与放射敏感性

细胞处在不同的周期时相具有不同的放射敏感性,这是放射治疗分次照射的重要依据之一。在整个细胞周期过程中,最敏感的是 G_2、M 期,晚 S 期时,存活曲线下降平缓形成肩区,敏感性相对较差。G_1 期和早 S 期细胞的放射敏感性处于 M 期和晚 S 期之间 (图 9-1)。

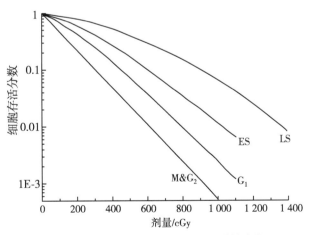

图 9-1　不同细胞周期时相细胞敏感性变化

在放射治疗过程中,单次照射后处于放射敏感周期的细胞损伤较多,剩余的细胞处于相对放射抗拒的细胞周期时相。机体通过自身调控,使处于辐射抵抗周期的细胞补充到辐射敏感时相,实现细胞周期的再分布,确保了放射治疗的持续杀伤。

第二节　分次放射治疗的生物学基础

分次照射是目前最普遍的放疗实施方式,其根本目的是使受照射的肿瘤组织得到有效控制,同时正常组织的损伤最小。临床设置分次照射方案时,应充分考虑分次照射的生物学合理性。因此,掌握分次照射的生物学基础原理有助于放疗医师在临床实践中科学制定分次照射方案。

一、细胞存活理论

(一) 细胞存活曲线

细胞存活曲线(cell-survival curve)是通过照射剂量与细胞生存率的对数作图得到的,用来表示照射剂量与细胞生存率之间关系的曲线。

目前已知的细胞存活曲线是通过大量严谨的细胞实验证实的(图 9-2)。已知数目、充分分散的独立细胞群,接受电离辐射均匀照射后,一些细胞因凋亡、坏死等原因立即死亡,另一些细胞增殖能力丧失或在经历几次分裂后死亡。按不同辐射剂量对相应残存细胞的数量绘制细胞存活曲线,可反映照射后细胞的存活规律。

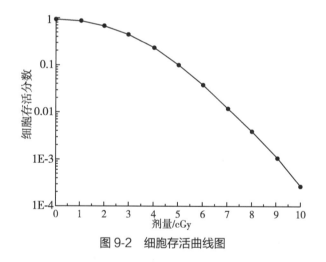

图 9-2　细胞存活曲线图

(二) 靶理论

靶理论是为了解释哺乳动物细胞存活曲线而引入的最为常用的理论模型。该理论认为,DNA 内存在着某些使细胞保持增殖能力的关键区域,这些关键区域就是射线杀死细胞的靶点。因此,照射后细胞的存活与损伤靶点的数目有关,而每个细胞内所包含靶的数目以及要使关键靶灭活的放射打击次数决定了细胞存活曲线的形状。

目前常用两种模型来描述细胞存活曲线。

1. 单靶单击理论模型　单靶单击理论是指假设每个细胞只存在一个关键靶,单次击中该靶点即可导致细胞失活。单靶单击模型的数学表达式为:

$$SF=e^{-D/D_0} \tag{式 9-1}$$

式中 SF 为存活分数，e 为自然对数的底数，D 为照射剂量，D_0 为每个细胞平均受到一次打击致死所需的剂量，又可称为平均致死剂量。

如式中表达，当照射剂量 D 等于平均致死剂量 D_0 时，原式可改写为 $SF=e^{-1}$，此时 $SF=0.37$。因此，在所有细胞受到平均致死剂量照射时，其细胞的死亡概率为 63%，存活概率为 37%（图 9-3）。

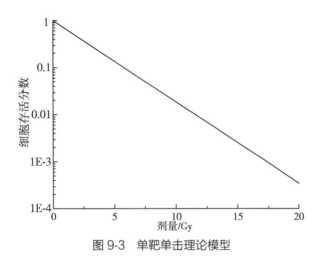

图 9-3　单靶单击理论模型

2. **多靶单击理论模型**　多靶单击理论是指假设每个细胞内存在多个关键靶，只有细胞内所有的关键靶都被单次击中时，才能导致细胞失活。

单个靶被单次击中后存活的概率 $SF=e^{-D/D_0}$，所以单个靶被单次击中后失活的概率 P 为：

$$P=1-e^{-D/D_0} \tag{式 9-2}$$

由于细胞内有多个关键靶，n 个关键靶全部失活的概率 P_0 表示为：

$$P_0=(1-e^{-D/D_0})^n \tag{式 9-3}$$

这时，细胞存活率为：

$$SF=1-(1-e^{-D/D_0})^n \tag{式 9-4}$$

该式即为多靶单击理论的数学表达式。

多靶单击理论揭示了在哺乳动物受照射后，在低剂量段有一段"肩区"（图 9-4），证实了细胞内多个靶在受到低剂量照射时，并没有完全被击中，此时细胞处于亚致死性损伤期，如果此后较长时间未再次受到照射，该细胞可能逐渐修复至正常。

（三）线性二次模型

线性二次（L-Q）模型是以靶学说和 DNA 双键断裂造成细胞死亡为主要理论依据，为预测放射治疗中生物效应及预后提供理论基础的实验模型。

细胞中的 DNA 是辐射的关键靶，其双键断裂是导致细胞死亡的主要原因。但不同组织细胞对射线的敏感性并不一致，线性二次模型的提出是为了区分出正常组织的损伤修复能力，以便于更好的解释肿瘤组织与正常组织放射反应的差别。L-Q 模型的数学表达式如下：

$$SF=\exp(-\alpha D-\beta D^2) \tag{式 9-5}$$

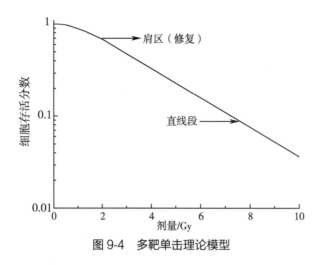

图 9-4　多靶单击理论模型

α 表示单位剂量的单个粒子使细胞 DNA 发生双键断裂死亡的概率,单位是 cGy^{-1},代表细胞最基础的放射抵抗;β 表示单位剂量平方的两个粒子使细胞 DNA 发生双键断裂死亡的概率,单位是 cGy^{-2},代表细胞有一定的修复作用,β 值越大,修复能力越强。

可以看出细胞具有两类损伤,即不可修复的一次损伤(α 损伤)和可修复的二次损伤(β 损伤),当两种损伤的生物效应等效时,即 $\alpha D=\beta D^2$ 时,$D=\alpha/\beta$,α/β 为 L-Q 模型参数,其大小与细胞存活曲线的曲度相关。

由 L-Q 模型细胞存活曲线可知(图 9-5),α/β 值越大,细胞存活曲线平缓,α/β 值越小,细胞存活曲线越陡峭。α/β 值的大小提示了细胞对亚致死性损伤的修复能力,α/β 值越大,细胞修复亚致死性损伤的能力越低;α/β 值越小,细胞修复亚致死性损伤的能力越高。

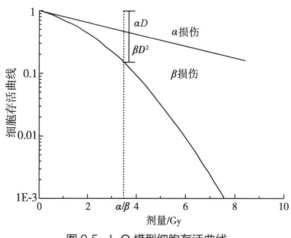

图 9-5　L-Q 模型细胞存活曲线

目前 L-Q 模型已经广泛应用于实验室和临床放射生物学的研究中,并能在临床工作中较好地描述体外低分次剂量的放射反应。

（四）生物效应剂量（biological effective dose，BED）

生物效应剂量是指剂量率无穷低或分次剂量无穷小时,给定方案产生相同细胞杀灭概率时所需的总剂量。BED 具有剂量的大小和量纲,是目前衡量生物效应最简单有效的指标,单位是 Gy。

对于单次剂量为 d,分次为 n 的照射,L-Q 模型式 9-5 可改写为:

$$SF= \left[\exp\left(-\alpha d-\beta d^2\right) \right]^n = \exp\left[-n\left(\alpha d+\beta d^2\right) \right] \qquad \text{(式 9-6)}$$

$$E=-\ln\left(SF\right)=n\left(\alpha d+\beta d^2\right) \qquad \text{(式 9-7)}$$

在等式两边同时除以 α 得出:

$$E/\alpha=n\left[d+\left(\beta/\alpha\right)d^2 \right] \qquad \text{(式 9-8)}$$

其中,E/α 即是生物效应剂量 BED。分次照射间隔时间足够长,亚致死性损伤可以完全修复,BED 可改写成:

$$BED=nd\left[1+d/\left(\alpha/\beta\right) \right] \qquad \text{(式 9-9)}$$

α/β 在特定的组织或细胞中具有固定的值。

根据以上公式,临床中若因为特殊原因发生分割剂量或分割次数的改变时,两种不同剂量设置方案的换算公式即为:

$$n_1 d_1\left[1+d_1/\left(\alpha/\beta\right) \right]=n_2 d_2\left[1+d_2/\left(\alpha/\beta\right) \right] \qquad \text{(式 9-10)}$$

例:某患者开始制定了总剂量为 5 000cGy,总分割次数为 25 次的放疗方案,因故分割次数调整为 21 次,若忽略增殖带来的误差,那么调整后单次剂量需要多少,才能使肿瘤照射的生物学剂量与初始方案相同?

已知肿瘤的 α/β 值取 10,忽略增殖的影响,如题要求 $BED_1=BED_2$,将 $n_1=25,d_1=50/25=2$,$n_2=21$ 代入式 9-9,则有:

$$25 \times 2 \times \left(1+2/10\right)=21 \times d_2\left(1+d_2/10\right)$$

求得 $d_2=2.32$,即调整后的单次剂量需要 232cGy 才能使肿瘤达到与开始制定的方案相同的生物等效剂量。

临床中有时会采用不同分割模式实施放疗,如常规分割、超分割、大分割,常引入 EQD2(equivalent dose in 2Gy/f)作为标准等效剂量用于剂量换算,定义为不同分割放疗模式的生物效应,转换为相对于常规 2Gy 分割放疗模式同等生物效应时所需的剂量。EQD2 是具有实用价值的生物剂量换算方式,使不同剂量分割模式形成的生物剂量换算变得简便。

二、细胞放射损伤的修复

辐射所致的损伤一般分为亚致死性损伤、潜在致死性损伤及致死性损伤三大类。其中,亚致死性损伤和潜在致死性损伤后的 DNA 均可以通过切除修复、重组修复等方式恢复至损伤前水平。在放射治疗中,正常组织的保护很大程度上依赖细胞放射损伤的修复。因此,细胞放射损伤的修复是理解放射治疗生物学效应,尤其是分次照射原理的重要理论依据之一。

(一)细胞放射损伤后修复的类型

1. **亚致死性损伤的修复**　亚致死性损伤是指细胞受到照射后,部分靶所累积的电离损伤,通常指 DNA 的单链断裂。亚致死性损伤对细胞死亡影响不大,但亚致死性损伤的修复会增加细胞存活率。亚致死性损伤的修复是指:假设将某一特定剂量分为间隔一段时间两次照射所出现的细胞存活增加的现象,其修复速度一般在 30min 到数小时之间。在临床放射治疗实施中,两次照射间隔时间大于 6h,人体大部分组织的亚致死性损伤可修复。

亚致死性损伤修复的影响因素主要有：

（1）射线的性质：低 LET 射线照射后，细胞会有亚致死性损伤的修复，高 LET 射线照射后，细胞不发生亚致死性损伤，因此不发生亚致死性损伤的修复。

（2）氧合状态：富氧细胞修复能力好于乏氧细胞。

（3）细胞群的增殖状态：未增殖的细胞几乎没有亚致死性损伤的修复。

2. 潜在致死性损伤的修复　潜在致死性损伤是指正常情况下照射后死亡的细胞，若置于适当条件下，发生损伤的修复而再次存活的现象；若得不到适宜的环境和条件，则将转化为不可逆的损伤，最终细胞丧失分裂能力。潜在致死性损伤的修复是指照射以后改变细胞的环境条件，因潜在致死性损伤的修复而影响给定剂量照射后细胞存活比例的现象。潜在致死性损伤修复在临床实践中同样重要，某些放射不敏感的肿瘤治疗效果较差，可能与潜在致死性损伤修复能力有关。

（二）早反应组织和晚反应组织

早反应组织是指细胞更新、代谢快，对射线照射反应迅速，照射后早期便表现出来损伤的组织，例如肠上皮、黏膜、骨髓、精原细胞等。早反应组织的 α/β 值一般较高，辐射损伤后代谢快、增殖活跃，能短时间修复辐射损伤使组织恢复正常功能。临床放疗实践中，因为早反应组织损伤可以较早观察到，所以可以及时进行临床剂量调整或早期药物干预，避免严重放射性损伤的发生。

晚反应组织是指已经分化成熟或更新缓慢的组织，辐射损伤后表现为组织本身损伤，细胞组织破坏，伴随纤维细胞或结缔组织的过度生长，广泛纤维化，这种损伤一般在数周至几年持续进行。晚反应组织的 α/β 值一般较低，损伤晚，治疗期间不易表现出来，需要在临床靶区勾画及计划设计时，提前做好危及器官的保护，并坚持长期随访，避免晚期严重放射性反应的发生。

（三）不同组织的分次照射特点

以 L-Q 模型细胞存活曲线为基础，依据早反应组织及晚反应组织 α/β 值的不同分别绘制剂量效应曲线（图 9-6）：

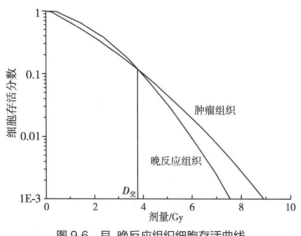

图 9-6　早、晚反应组织细胞存活曲线

早反应组织及肿瘤组织 α/β 值一般为 10Gy 左右，晚反应组织 α/β 值一般小于 3Gy。相比于早反应组织,晚反应组织的剂量效应曲线更加弯曲,修复能力强,α/β 值低,在较低剂量时,β 效应作用明显,即在较低剂量时,晚反应组织可以得到更好的修复;而肿瘤组织和早反应组织 α/β 值较高,β 效应在较高分次剂量时才开始作用,此时晚反应组织辐射损伤修复减弱,因此增加单次照射剂量会进一步加重晚反应组织的损伤。

由于肿瘤组织和早反应组织的细胞存活曲线的形态与晚反应组织不同,因此在某一剂量点处两条细胞存活曲线会出现相交,交点 $D_{交}$ 的剂量范围一般在 2~5Gy 之间。若想达到有效的肿瘤控制,必须给予很高的照射剂量,但由于晚反应组织在高剂量区修复能力下降,更高的剂量势必会加重晚期不良反应,因此为减轻晚反应组织的辐射损伤,同时达到有效的肿瘤控制,必须选择分次照射治疗模式。

依据不同组织分次照射后的细胞存活曲线(图 9-7),分次照射最大的优势是控制肿瘤组织的同时,进一步减轻晚反应组织的损伤。

当分次照射的单次剂量小于 $D_{交}$(图 9-7A),由于晚反应组织的细胞存活曲线较肿瘤组织更弯曲,单次照射后晚反应组织的存活分数高于肿瘤组织,肿瘤组织的损伤大于晚反应组织,若两次照射时间间隔大于组织修复时间,每个分次照射后得到的细胞存活曲线累加,最终会使肿瘤组织达到致死剂量时,晚反应组织损伤减轻,放射治疗增益比增加,这是临床常用方案。

当分次照射的单次剂量大于 $D_{交}$(图 9-7B),这时照射后,肿瘤组织的存活分数高于晚反应组织,晚反应组织的损伤大于肿瘤组织,治疗增益比降低,这在临床上是应该避免的方案。

当分次照射的单次剂量约 $D_{交}/2$,即 $D_{交}$ 前两条存活曲线斜率的切线间距最大时,该点对应的剂量通常为分次照射的最佳分割剂量,此时分次照射后肿瘤组织达到致死剂量时,晚反应组织损伤最小。但在实际情况中,需要结合肿瘤及周围各正常组织的 L-Q 模型参数,推测得到最佳分割剂量。

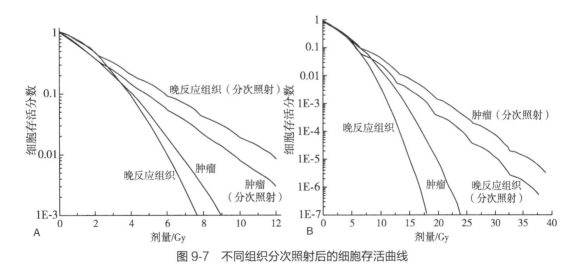

图 9-7 不同组织分次照射后的细胞存活曲线

三、再群体化

再群体化是指组织细胞受到辐射损伤之后,组织的干细胞在机体调节机制的作用下,增殖、分化、恢复组织原始形态的过程。

晚反应组织增殖速度慢,在整个放射治疗过程中不出现再群体化,因此对晚反应组织,影响其生物效应的主要因素是细胞的修复而不是再群体化。

早反应组织与肿瘤组织在辐射损伤早期即出现增殖,再群体化效应明显,但两者有所不同:早反应组织再群体化类似于烫伤后的修复,早期皮肤烫伤后出现局部皮肤黏膜细胞的缺失,但伤口周围细胞会在数天内快速增殖,填补缺失的皮肤黏膜细胞。在放疗实践中,适当延长放疗疗程可以缓解黏膜上皮细胞的急性反应,说明早反应组织早期便出现再群体化效应。

肿瘤组织照射后同样会出现类似效应,但不同的是,肿瘤组织细胞照射后增殖发生较早并且其峰值高于早反应组织,这种现象称为加速再群体化。加速再群体化主要是由于肿瘤组织内干细胞比例高。如果放疗疗程延长或中断,肿瘤干细胞会不断增殖、再群体化,导致患者治疗收益降低。

四、周期内细胞的再分布

周期内细胞的再分布是指处在不同时相的细胞经过照射后,发生了细胞周期的重新分布,从而发生细胞群在治疗过程中自我增敏的现象。

周期内细胞再分布发生的自我治疗增敏现象主要是因为不同时相的细胞其放射敏感性不同,这种现象在早反应组织和肿瘤组织中均可以观察到,但在增殖缓慢的晚反应组织中一般不会发生。

在放疗实践中,分次照射可以使处于辐射敏感时相的细胞接受照射后死亡或逐渐丧失细胞增殖能力。通过肿瘤细胞群自我调节,使处于辐射抵抗时相的细胞进入到辐射敏感时相,达到各时相细胞再分布,在分次照射过程中起到治疗自我增敏作用。

五、乏氧细胞的再氧合

乏氧细胞的再氧合是指肿瘤组织内对射线抗拒的乏氧细胞,经过分次照射后,肿瘤内血管供氧改善,从而使乏氧细胞逐渐氧合的过程。

细胞对辐射的生物效应很大程度上取决于细胞内氧含量,由氧引起的放射损伤增加一般用氧增强比来描述。氧增强比(oxygen enhancement ratio,OER)是指在有氧和无氧条件下达到同样的生物学效应所需要的剂量之比。一般情况下,常规剂量 X 射线的 OER 在 2.5 到 3 之间(图 9-8)。

氧可以增加放射损伤的机制主要来源于"氧固定假说"。哺乳动物的放射损伤很大程度上是间接通过对水的辐射作用形成的,水在辐射作用发生后,产生的自由基很不稳定,需要快速与氧结合形成较为稳定的有机过氧基,因此认为氧对辐射后的损伤产生了固定作用,增加了辐射对关键靶的损伤。

乏氧细胞的再氧合在临床分次照射中有重要意义,而分次照射是乏氧细胞再氧合的必要条件。当分次照射时,有氧的外层肿瘤组织细胞对射线敏感而先发生损伤致死,使肿瘤内部血供改善,含氧量上升,较深层的乏氧细胞部分被氧合。随着分次照射的进行,乏氧细胞的再氧合过程不断循环,直到最后所有氧合细胞被杀灭(图 9-9)。

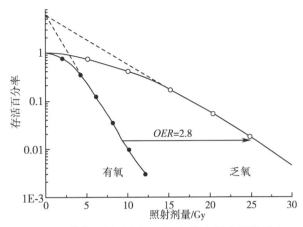

图 9-8　分次照射对有氧、乏氧细胞存活曲线的影响

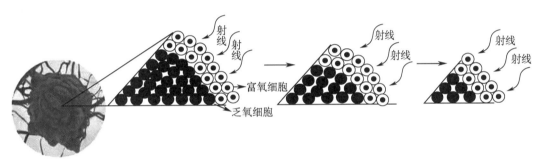

图 9-9　分次照射使乏氧细胞再氧合

第三节　正常组织的放射反应

在肿瘤放射治疗过程中会有部分正常组织受到照射,正常组织细胞在受到照射后,其相应组织结构会表现出不同的损伤状态。组织细胞形成的结构非常复杂,通常组织的损伤与修复、细胞的死亡与再生之间维持着精确的平衡。在探讨放射治疗杀伤肿瘤细胞机制的同时,要关注正常组织细胞损伤后给组织结构带来的连锁反应。

一、正常组织耐受剂量的评价标准

放射治疗的实施通常会伴随着正常组织的损伤,肿瘤放疗方案的制定应建立在正常组织可以接受的损伤限度之下。为了方便放疗医师及物理师更好的设计治疗方案,了解正常组织的耐受情况,引入最大耐受剂量 $TD_{5/5}$ 和 $TD_{50/5}$ 两个评价标准对正常组织的耐受性进行评价。

（一）$TD_{5/5}$

$TD_{5/5}$ 是指在某标准治疗条件下的肿瘤患者,治疗后 5 年因放射治疗造成严重放射损伤的患者不超过 5%，通常用于指导长期生存的患者放疗方案制定。

（二）TD$_{50/5}$

TD$_{50/5}$ 是指在所有标准治疗条件的肿瘤患者中，治疗后 5 年，因放射治疗造成严重放射损伤的患者不超过 50%，通常用于指导生存期短或肿瘤晚期姑息放疗方案的制定。

肿瘤的最佳治疗剂量应该是使肿瘤得到尽量高的照射剂量，从而达到最佳肿瘤控制，同时不照射或尽量少照射正常组织，使其并发症发生率最低的照射剂量。

二、正常组织的体积效应

在临床放射治疗实践中，特定肿瘤靶区所接受的照射剂量明显受周围正常组织耐受剂量的影响。明确受照射部位对周围正常组织器官功能的影响，是提高无并发症肿瘤控制率的关键。不同组织辐射损伤的特点与该组织结构及功能密切相关，所以通常将多数正常组织结构划分为"并联"组织和"串联"组织分别评价。

（一）"并联"组织

"并联"组织是指组织器官的功能单位以"并联"形式相连接，类似于并联电路的结构特点，某一分支通路的电流阻断并不影响整条电路的电流通畅。同样，"并联"组织中，某一功能单位的损伤不会引起整个器官的功能障碍，该类组织器官的损伤程度与其受损的功能单位数量多少有关。对某一器官来说，受照射体积越大，累及的功能单位越多，器官功能障碍的风险越高，即损伤程度与某剂量水平的受照射体积大小有关，如肝脏、肺脏、肾脏、腮腺等。

在"并联"组织中，临床耐受性取决于受照射体积的大小。例如肺脏，如果进行全肺照射，可能会引起严重肺损伤、肺功能障碍。而在正常生理条件下，成人约 30% 的正常肺体积可满足机体的气体交换需求，因此，较小的肺体积即便受到高剂量照射也不会影响呼吸功能。

通常认为"并联"组织中存在一个照射的阈值体积，小于这个阈值体积就不会出现功能性损伤，超过这个阈值，损伤通常表现为程度不同的反应，即随着照射剂量的增大，功能性损害的严重性增加。因此对该类组织器官的剂量评价时，应着重观察整个器官的体积剂量而不是热点剂量。

（二）"串联"组织

"串联"组织是指组织器官的功能单位呈"串联"连接，类似于串联电路的结构特点，整条电路中任意一处被破坏或切断均会影响整条"通路"的功能。因此，"串联"组织中一个功能单位的损伤即可导致器官的功能障碍，组织器官的损伤程度主要与全结构中的高剂量相关，如局部脊髓损伤引起截瘫，这类器官还包括脑干、视神经、食管、肠管等。评估的时候，尤其需要重视高剂量体积、最大剂量和热点剂量。

在"串联"组织中，临床耐受性取决于受照射剂量的大小。例如脊髓，其损伤程度的大小与脊髓受照范围内的最大剂量呈正相关，相反，较大的体积小剂量照射并不会影响脊髓的正常功能。这种组织的放射损伤显示了双向效应，即组织的损伤有一个阈值剂量，低于阈值剂量，组织可保持正常功能，超过阈值剂量便有不同程度的功能丧失。

在放疗实践工作中，以"并联"组织和"串联"组织为基础的体积效应结构模型有利于阐释组织器官对射线的敏感性，分析损伤原因，制定合理的放疗计划方案。但是，许多组织器官并不是单纯的"并联"或者"串联"组织，而是两者的混合。例如心肌系统属"并联"结构，冠脉系统属"串联"结构，任一结构损伤都会立即引起另一结构的继发性损伤，而且两者相互影响,加重整个器官的功能障碍。因此,该组织结构的体积效应模型仅能做粗略的损伤分析,而不能作为组织损伤的全面评价标准。

三、正常组织并发症概率的数学模型

正常组织并发症概率(normal tissue complication probability,NTCP)是建立在剂量-体积关系上的一种数学模型,可以通过调整模型参数,评估不同正常器官在接受一定照射剂量后出现放疗并发症的概率,从而对放疗毒性反应进行预测,也可据此对不同的治疗方案进行生物效应的量化对比。

目前已经提出的 NTCP 数学模型有多种,但最先提出、对后续模型研究影响最深远的数学模型是 Lyman 首先提出的 Lyman-Kutcher-Burman(LKB)模型。该模型描述了危及器官的全部或部分体积受到均匀的剂量 D 照射后,$NTCP$ 的表达式如下:

$$NTCP = \frac{1}{\sqrt{2\pi}} \int_{-\infty}^{t} \exp\left(-\frac{1}{2} \cdot x^2\right) dx \qquad \text{(式 9-11)}$$

其中,体积与剂量的依赖关系是整体的上限 t,可改写为:

$$t = \frac{D - D_{50}(V)}{m D_{50}(V)} \qquad \text{(式 9-12)}$$

当部分体积 $V=1$ 时,$D_{50}(V)$ 可改写为:

$$D_{50}(V) = \frac{D_{50}(1)}{V^n} \qquad \text{(式 9-13)}$$

式中,D_{50} 为引起组织损伤的并发症概率为 50% 时所需要的剂量,$D_{50}(V)$ 表示部分体积 V 受照射时,引起组织损伤的并发症概率为 50% 时所需要的剂量,$V=1$ 即为整个组织体积,m 为剂量效应曲线的斜率因子。

需要注意的是,式中 n 即为体积效应因子,它介于 0~1 之间,其大小与体积效应成正比,n 越大,体积效应越大,n 越小,体积效应越小。大体积效应意味着 $NTCP$ 更多地依赖于整个体积内受照时的剂量,对应于"并联"组织器官,如肺脏、肝脏、肾脏等;小体积效应意味着 $NTCP$ 更倾向于用受照体积内的最大剂量计算,对应于"串联"组织器官,如脊髓、食管、脑干等。

LKB 模型的适用前提是假设整个或部分组织器官受到均匀一致的剂量照射,但现实工作中这种情况很少出现。因此,后续模型在 LKB 模型的基础上引入不同剂量因子做了改进,但现有的 NTCP 模型都只能针对单一群体描述器官受量与并发症的关系,无法体现个体化放疗思想,很难引入临床组织损伤的精准预测。

随着调强放疗技术的广泛应用,基于生物效应、肿瘤活性的调强放疗计划设计理念及其相应的生物放疗计划系统已经逐渐成为研究热点,而 NTCP 模型是完成调强放疗生物优化的主要因素,其参数及约束项的合理设置,将提高调强放疗计划在保护肿瘤周围危及器官方面的能力。

四、正常组织的放射损伤

将常见正常组织及器官在出现放射损伤时的耐受剂量 $TD_{5/5}$ 和 $TD_{50/5}$,以及出现该损伤时照射体积的范围总结见表 9-1:

表 9-1　正常组织耐受剂量表

器官	损伤	发生率 1%~5% 剂量单位 /cGy （TD$_{5/5}$）	发生率 25%~50% 剂量单位 /cGy （TD$_{50/5}$）	照射面积、体积 （比）或长度
皮肤	溃疡,严重纤维化	5 500	7 000	100cm^2
口腔黏膜	溃疡,黏膜发炎	6 000	7 500	50cm^2
食管	食管炎,溃疡,狭窄	6 000	7 500	75cm^2
胃	溃疡,穿孔,出血	4 500	5 500	100cm^2
小肠	溃疡,穿孔,出血	5 000	6 500	100cm^2
结肠	溃疡,狭窄	4 500	6 500	100cm^2
直肠	溃疡,狭窄	6 000	8 000	100cm^2
唾液腺	口腔干燥	5 000	7 000	50cm^2
肝脏	急性、慢性肝炎	2 500	4 000	全肝
		1 500	2 000	全肝条状照射
	肝功能衰竭、腹水	3 500	4 500	全肝
肾脏	急、慢性肾炎	2 000	2 500	全肾
		1 500	2 000	全肾条状照射
膀胱	挛缩	6 000	8 000	整个膀胱
输尿管	狭窄	7 500	10 000	5~10cm
睾丸	永久不育	100	400	整个睾丸(5cGy/d, 散射)
卵巢	永久不育	200~300	625~1 200	整个卵巢
子宫	坏死,穿孔	>10 000	>20 000	整个子宫
阴道	溃疡,瘘管	9 000	>10 000	全部
儿童乳腺	不发育	1 000	1 500	全乳
成人乳腺	萎缩,坏死	>5 000	>10 000	全乳
肺	急、慢性肺炎	3 000	3 500	100cm^2
		1 500	2 500	全肺
毛细血管	扩张,硬化	5 000~6 000	7 000~10 000	受照部位
心脏	心包炎,全心炎	4 500	5 500	60%
骨及软骨				
儿童	生长受阻,侏儒症	1 000	3 000	整块骨或 10cm^2
成人	坏死,骨折硬化	6 000	10 000	整个骨或 10cm^2
脑	梗死,坏死	6 000	7 000	全脑
		7 000	8 000	25% 全脑
脊髓	梗死,坏死	4 500	5 500	10cm

续表

器官	损伤	发生率 1%~5% 剂量单位 /cGy ($TD_{5/5}$)	发生率 25%~50% 剂量单位 /cGy ($TD_{50/5}$)	照射面积、体积（比）或长度
眼	全眼炎,出血	5 500	10 000	全眼
角膜	角膜炎	5 000	>6 000	整个角膜
晶体	白内障	500	1 200	整个或部分晶体
耳(中耳)	严重中耳炎	6 000	7 000	整个中耳
前庭	梅尼埃病	6 000	7 000	整个前庭
甲状腺	功能减退	4 500	15 000	整个甲状腺
肾上腺	功能减退	>6 000		整个肾上腺
垂体	功能减退	4 500	20 000~30 000	整个垂体
肌肉				
儿童	萎缩	2 000~3 000	4 000~5 000	整块肌肉
成人	纤维化	6 000	8 000	整块肌肉
骨髓	再生不良	200	450	全身骨髓
		3 000	4 000	局部骨髓
淋巴结及淋巴管	萎缩,硬化	5 000	>7 000	整个淋巴结
胎儿	死亡	200	400	整个胎儿
外周神经	神经炎	6 000	10 000	10cm²
大动脉	硬化	>8 000	>10 000	10cm²
大静脉	硬化	>8 000	>10 000	10cm²

第四节　肿瘤控制率

　　放射治疗最根本的目的是控制肿瘤,要求在给予肿瘤区域尽可能高的治疗剂量,而周围的正常组织器官受到尽量少的照射剂量。临床计划设计完成后,只有当剂量分布的物理评价标准可以符合肿瘤或正常组织器官的生物学效应时,该标准才具有实际意义。

一、治疗增益比和治疗比

（一）治疗增益比

治疗增益比表示因某种治疗技术致成的肿瘤控制率（tumor complication probability,TCP）与正常组织损伤率之比,该值正比于两者所受的剂量之比。

（二）治疗比

治疗比是指正常组织的耐受剂量与肿瘤致死剂量之比,不受治疗技术的影响。

不同类型的肿瘤,由于正常组织耐受剂量和肿瘤致死剂量不同,治疗比也不相同。对特定部位的肿瘤,治疗比的大小已经确定,为提高肿瘤控制率,可以通过优化治疗计划,提高肿瘤区域剂量,降低周围正常组织的受量,或通过放疗增敏的方式,间接地提高肿瘤的治疗增益比。

二、肿瘤控制率及其影响因素

(一)肿瘤控制率

肿瘤控制率(TCP)是指杀灭肿瘤细胞的平均概率,照射剂量越高,肿瘤控制率越高。

(二)肿瘤控制率的影响因素

1. 肿瘤类型　不同肿瘤的肿瘤控制率有明显差异,主要是由于不同肿瘤本身的放射敏感性不同,放射敏感的肿瘤其控制率高于放射抗拒的肿瘤(图 9-10)。

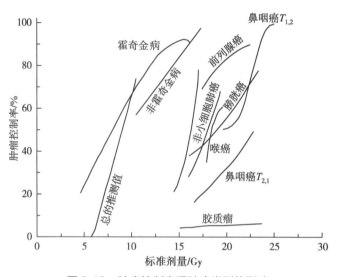

图 9-10　肿瘤控制率受肿瘤类型的影响

2. 单次照射剂量及照射次数　假设同种肿瘤的放射敏感性均匀一致,分次照射间隔时间满足亚致死性损伤完全修复的要求,所有肿瘤细胞均被杀灭,肿瘤才能完全控制,并且杀灭特征遵循泊松概率分布,则肿瘤控制率 TCP 的数学模型可表达为:

$$TCP=\exp(-KS^n) \tag{式 9-14}$$

上式中 K 为肿瘤内克隆源性细胞数,S 为单次照射后细胞的存活数,n 为分割照射次数。其中 S 满足 L-Q 模型细胞存活表达式,将其代入上式可得到:

$$TCP=\exp\{-K\left[\exp(-\alpha d-\beta d^2)\right]^n\} \tag{式 9-15}$$

由上式可以看出,肿瘤控制率与单次照射剂量 d 以及照射次数 n 呈正相关,当照射剂量一定时,照射次数越多,肿瘤控制率越高;照射次数一定时,单次剂量越高,肿瘤控制率越高。

3. 肿瘤体积　根据公式 9-14,肿瘤控制率与肿瘤内克隆源性细胞数 K 相关,而肿瘤内克隆源性细胞数正比于肿瘤体积,即:

$$K=\rho V \tag{式 9-16}$$

式中 ρ 为克隆源性细胞数密度,V 是肿瘤的体积。

所以,不同体积的肿瘤受到照射后,肿瘤控制率不同,肿瘤体积的增加会使肿瘤的控制率降低。

三、无并发症肿瘤控制概率与最佳剂量

(一) 无并发症肿瘤控制概率

无并发症肿瘤控制概率(P_{UTC})是指肿瘤得到最大可能治愈而正常组织的并发症发生率最小时的肿瘤控制率,它可以表示为:

$$P_{UTC}=TCP-NTCP+\delta(1-TCP)\cdot NTCP \tag{式 9-17}$$

式中 δ 表示两种概率的相关系数,P_{UTC} 显示的曲线是钟形分布。在不同治疗比的肿瘤中,P_{UTC} 显示的剂量曲线差异很大(图 9-11)。

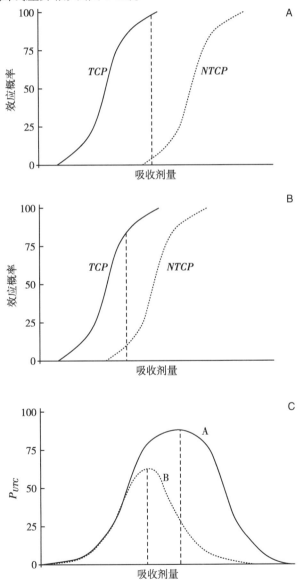

图 9-11　不同治疗比时 *TCP* 与 *NTCP* 的剂量效应曲线和无并发症肿瘤
控制概率 *P_{UTC}* 随剂量变化示意图

A. 当治疗比很大时,*TCP* 与 *NTCP* 的剂量效应曲线;B. 当治疗比较小时,*TCP* 与
NTCP 的剂量效应曲线;C. 无并发症肿瘤控制概率 *P_{UTC}* 随剂量变化示意图。

（二）肿瘤最佳控制剂量

肿瘤最佳控制剂量 $D_{最佳}$ 是指无并发症肿瘤控制概率随剂量分布曲线中取最大值时对应的吸收剂量。

当治疗比很大时（见图 9-11），肿瘤控制率与正常组织并发症概率的剂量效应曲线相距较远，肿瘤最佳控制剂量 $D_{最佳}$ 可以达到肿瘤致死剂量，是肿瘤放射治疗的理想状态。

当治疗比较小时（见图 9-11），肿瘤控制率与正常组织并发症概率的剂量效应曲线相距较近，肿瘤最佳控制剂量 $D_{最佳}$ 仅可以达到正常组织的耐受剂量，是临床中常见的肿瘤放射治疗状态。

调强放疗技术的开展，实现了肿瘤区域放疗剂量更集中而正常组织受照剂量明显减少的治疗目标，这有利于肿瘤的控制和正常组织的保护，是目前放射治疗的主流技术手段。本章知识和理论虽然是基于二维放疗技术得出，但对现代放疗技术的开展、计划的制定有很重要的指导作用。

（石鑫珏　赵艳芝）

第十章

放射治疗质量控制和质量保证

质量保证（quality assurance，QA）是指经过周密计划采取的一系列必要措施，保证放射治疗整个服务过程中的各个环节按国际标准，准确、安全地执行。质量控制（quality control，QC）是指为达到标准所采取的一系列必要措施，使治疗得以安全和正常地执行。为保证放射治疗方案的合理，优化设计和准确执行，放疗工作中的质量控制与质量保证必不可少。本章重点讲解放射治疗相关设备的质控，并对放疗流程以及医疗安全方面的质控进行介绍。

第一节　CT 模拟定位机质控

CT 模拟定位机（CT-sim）是目前放疗中使用最为广泛的定位设备，定位时，收集患者三维或四维断层影像，定位图像包含 CT 值与物质密度或电子密度的关系信息，是放疗剂量计算的依据。CT-sim 的 QC 包括空间位置、图像信息的准确性和图像的清晰度等，其 QA 内容主要包括机械性能参数、图像参数、剂量指数 3 个方面。

一、机械性能参数

CT-sim 的机械性能参数 QA 包括定位床精度、激光灯精度等（表 10-1）。

表 10-1　CT-sim 机械性能参数 QA 项目及检测频率

性能参数	测试目标	检测频率	容差限值
机架激光灯与成像平面的一致性	验证扫描平面与机架激光灯是否一致	每天	±2mm
壁激光灯与成像平面的方位	验证壁激光灯是否在整个激光灯投射范围内与成像平行且正交	每月或激光灯调整后	±2mm
激光灯与成像平面的方位	验证顶激光灯是否与成像平面正交	每月或激光灯调整后	±2mm
治疗床与成像平面的方位	验证 CT 机床面是否与成像平面水平且正交	每月或激光灯日检发现有旋转时	±2mm

续表

性能参数	测试目标	检测频率	容差限值
治疗床垂直和纵向运动	验证床根据数字显示的纵向运动是否精确且重复性良好	每月	±1mm
扫描定位	从扫描定位图像上验证扫描定位的精确性	每年	±1mm
急停开关	验证急停开关的功能是否正常	每月	功能正常
门机联锁	验证门机联锁的功能是否正常	每月	
X射线发生器测试	检查X射线发生器是否运行正常	X射线发生器更换主要部件后	

（一）定位床

CT-sim 配备的碳纤维平板床应与直线加速器配置的治疗床形状一致。要求床面位置精确,保证定位与治疗时患者的体位一致。

质量保证目标:床面要保证水平并与成像平面互相垂直正交;床垂直和纵向运动的数字显示精确并可重复;扫描机控制下的床位置和运动应准确;床面不包含任何会产生伪影的附件。

（二）激光灯

CT-sim 配备了与治疗室精度相一致的外置激光灯,在辅助实现患者三维坐标系中的定位图像采集时,标记三维坐标系在患者体表的投影参考点,以保证后续治疗摆位的重复性。激光灯系统包含机架激光灯、顶激光灯和左、右墙壁激光灯。其中,顶激光灯用于确定矢状面和轴状面,两侧激光灯确定冠状面和轴状面。

质量保证目标:利用激光灯 QA 装置测定各激光灯是否偏移,保证误差值在容差限值内。

二、图像质量评估

图像质量的评估包括:CT 值与电子密度对应关系、空间分辨率、密度分辨率、图像完整性、图像噪声等(表 10-2)。

（一）CT 值与电子密度

CT 定位图像可获得患者各解剖组织的 CT 值,通过计划系统转换成电子密度,用于剂量计算。CT 值与电子密度的准确对应,可保证剂量计算的准确性,是 CT-sim QA 的重要环节。

CT 值的计算公式如下:

$$CT \text{ 值} = 1\,000\,\frac{\mu_t - \mu_w}{\mu_w}$$

式中 CT 值单位为 HU;μ_t 值为给定射线质条件下,组织中的线性衰减系数;μ_w 为相同条件下,水中的线性衰减系数。对于水,*CT* 值为 0HU,对于空气,$\mu_t \approx 0\text{cm}^{-1}$,*CT* 值为 -1 000HU,其他组织的 *CT* 值与 CT 扫描时管电压值大小有关。*CT* 值范围一般在 -1 000~3 000HU 之间,高密度金属或类似材料的 *CT* 值会在 3 000HU 以上。

　　CT 值与电子密度转换关系通过 CT 扫描电子密度模体(图 10-1)得到,此模体是由水等效材料构成的椭圆盘,圆盘上带有多个可放入不同组织模拟材料的圆孔。扫描后,使用特定工具测量每个组织模拟材料的 *CT* 平均值,获得 *CT* 值与电子密度对应关系的曲线(图 10-2),在 CT 调试阶段需要将转换关系输入计划系统内,此后每年定期验证。

　　质量保证目标:测量 *CT* 值与理论值的一致性。

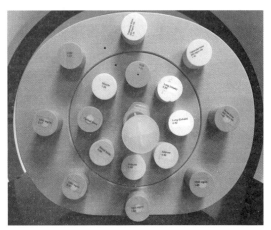

图 10-1　电子密度模体

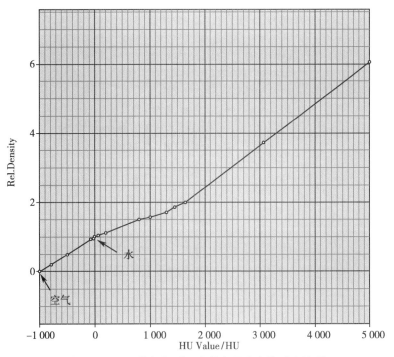

图 10-2　*CT* 值与相对于水的电子密度值对应关系

(二)空间分辨率

　　空间分辨率是指评估成像系统,分辨出体积较小且紧邻物体的能力,也称高对比度分辨率。空间分辨率是 CT-sim 成像能力的基本指标,CT-sim 应该具有对患者解剖结构中的细小结构以及任何植入物体进行成像和区分的能力。

　　质量保证目标:质量保证用于验证 CT-sim 达到制造商制定的高对比度分辨率规格标准。

(三) 密度分辨率

密度分辨率是指 CT-sim 区分两个体积相对较大但密度与背景相差很小的物体的能力，也称低对比度分辨率。通常使用包含不同大小的低对比度对象模体来评估。

质量保证目标：质量保证用于验证 CT-sim 达到制造商制定的低对比度分辨率规格标准。

(四) 空间完整性

空间完整性是指 CT 图像中真实患者的尺寸数据和形状的准确再现，包括皮肤轮廓和组织器官轮廓，即保证扫描层厚的准确性。图像失真可能引起放疗靶区体积误差及计划剂量误差。

质量保证目标：CT 模拟图像准确再现真实的患者解剖结构，误差范围应在 ±1mm 内，且整个扫描射野内无空间扭曲和失真。

(五) 图像噪声

理想情况下，均质模体图像的 CT 值是均匀且单一的，而实际上像素强度的变化具有随机性和系统性，这种图像不均匀性因素就是噪声。图像噪声决定了观察者（医师、治疗师等）区分物体对比度的下限。含有低对比度物体的背景越均匀，物体与背景的对比度越大。

质量保证目标：使用专用模体验证 CT-sim 噪声是否低于制造商规格标准（表 10-2）。

表 10-2　CT-sim 图像质量参数 QA 项目和检测频率（AAPM T-66、IPEM81）

性能参数	检测频率	容差
CT 值准确性	日检，水的 CT 值 月检，4~5 种不同材料 年检，电子密度模体	±5HU
电子密度与 CT 值的转换	年检或 CT 机校准后	模体测试
平面内空间完整性	日检，X 或 Y 方向 月检，所有方向	±1mm
射野均匀性	月检，常用的 kVp 年检，其他 kVp	±5HU
图像噪声	每日	符合制造商规格
空间分辨率	年检	符合制造商规格
密度分辨率	年检	符合制造商规格

三、CT 剂量指数

CT 剂量指数（CT dose index，CTDI）是指 CT 的 X 射线球管旋转 1 周扫描的累积剂量。CTDI QA 是指采用专用模体和电离室，在标准扫描参数组合条件下测得的 CTDI 值与参考值进行对比。

质量保证目标：在指定管电压、管电流、扫描时间、层厚等条件下，测量值与预期测量值对比（表 10-3）。

表 10-3　CTDI QA 和检测频率

性能参数	测试目标	检测频率	容差限值
CTDI	验证测量值与制造商参考值对比	每年	符合制造商规格

第二节　治疗设备质控

放疗设备对机械性能参数和剂量学参数的准确性都有严格的要求。在实际使用中，很多因素可导致这两种参数偏离验收值，如环境条件变化、靶或均整器到位不准确、电路元器件失效等。定期对设备进行 QA 和 QC 是必不可少的工作内容。本节以医用电子直线加速器、后装治疗机为例，对其机械性能参数和剂量学参数的 QA 进行介绍。

一、直线加速器质控

直线加速器 QA 检测分为日检、月检、年检，需要借助专用检测设备，由经过专业培训的治疗师、物理师分别完成。测试频率制定的基本原则是既要考虑经济成本又要力求精确无误。

日检是指每个工作日检测、记录各参数稳定性和常用装置的功能运行状态的工作，包括剂量测定（输出稳定性等）或几何特征（光距尺、射野大小等）。安全性检测也是每日检测内容，包括患者的视频监控器以及门联锁装置的检测。对电子射野影像装置（electronic portal image device，EPID）和千伏（kV）成像而言，要每天检测其操作状态、功能以及碰撞联锁。日检通常在每日设备开机并达到稳定后由治疗师来完成，治疗师需熟知质控的策略和程序，并具有应对检测过程中任何超出差值范围情况的处理能力。

月检主要是对每月可能发生变化的因素（如绝对剂量的调整）或临床应用频繁的功能进行的检查。同时，对于具备机载影像系统和体表信息采集系统的加速器，每月应对呼吸门控系统、体表成像系统以及 EPID 和 kV 级成像系统进行定量检测，这些检测由物理师完成。

年检类似于对设备验收测试和调试期间进行的一系列检测。在剂量测定系统年度审查时，为达到其稳定性，需要对放疗设备进行系统的校准、验证和更新，年检由物理师完成。

（一）机械性能参数

医用直线加速器机械性能参数的 QA 集中在主要部件的到位精度，如激光灯准确性、距离显示器（ODI）、机架及准直器角度、MLC 到位精度等。对于要执行 SRS/SRT 技术的机型，其激光灯、准直器角度的准确性、射野与光野一致性等方面的 QA 要求更高（表 10-4）。

表 10-4 医用直线加速器机械性能 QA 日检、月检及年检项目（AAPM TG 142）

检测频率	性能参数	容差		
		无调强（Non-IMRT）	调强（IMRT）	SRS/SBRT
日检	激光定位	2mm	1.5mm	1mm
	距离显示器（ODI）	2mm	2mm	2mm
	准直器射野显示器	2mm	2mm	1mm
	门联锁	功能正常		
	门安全关闭性能	功能正常		
	视听监控设备	功能正常		
	呼吸门控照射输出稳定性	2%		
	相位、振幅射束控制	功能正常		
	室内呼吸监测系统	功能正常		
	呼吸门控、门联锁装置	功能正常		
月检	光野/放射野一致性	2mm/1%（单侧）		
	激光灯与前指针相对距离检测装置	1mm		
	机台/准直器角度指示器	1.0°		
	附件托盘	2mm		
	光栅位置指示器	2mm		
	十字线中心	1mm		
	治疗床位置显示器	2mm/1°	2mm/1°	1mm/0.5°
	楔形板放置准确性	2mm		
	定位激光灯	±2mm	±1mm	<±1mm
	激光防护联锁测试	功能正常		
年检	准直器等中心旋转	±1mm		
	机架等中心旋转	±1mm		
	治疗床等中心旋转	±1mm		
	辐射和机械等中心重合性	±2mm	±1mm	±1mm
	床面下垂幅度	2mm		

此外，各装置运行状态检测，包括门联锁、急停开关、视听监控设备、楔形板、呼吸门控装置等（表 10-5）。

表 10-5 楔形板 QA 项目及容差值

检测频率	性能参数	容差		
		无调强（Non-IMRT）	调强（IMRT）	SRS/SBRT
日检	每天早晨对一个角度的运行进行检测	功能正常		
月检	所有能量楔形因子检测	轴心在 45° 或 60°WF	轴心在 45° 或 60°WF	整体为 5%（此外为 2%）
年检	楔形角度调整为 60° 时，对中间角度，照射范围进行全放射野及抽样检测	检测偏心率在 80%、射野宽度为 10cm 时,偏差应在 2% 以内		

（二）剂量学参数

为保证治疗设备剂量的准确性,剂量学参数的 QA 需要专用测量工具。测量工具首先要确保是可靠的,如三维水箱是设备验收、数据测量、QA 检测的重要工具,主要用于 TPS 数据采集、射束平坦度、对称性、射线质等的检测。三维水箱包括其配置的探头在内,都需要做定期检查,确保其可靠性和稳定性。电离室、静电计等测量工具,必须每年送交国家授权的计量检测部门,比如二级标准实验室（SSDL）或一级标准实验室（PSDL）进行校准。用户在这一年的有效使用期中,应妥善保管和正确使用。

医用直线加速器产生的射束主要包括光子线与电子束。经验收合格的设备,其治疗射束的参数是通过调试最终确立并作为射束参数的基准值,是日后检测、调试设备及射束稳定性的重要依据。射线的射线质、射线平坦度和对称性,都是评估射线的重要依据（表 10-6）。

表 10-6 光子线与电子束的剂量学 QA 项目及容差

检测频率	性能参数	容差		
		无调强（Non-IMRT）	调强（IMRT）	SRS/SBRT
日检	X 射线输出剂量的稳定性（所有能量）	3%		
	电子束输出剂量的稳定性			
月检	X 射线输出剂量的稳定性	2%		
	电子束输出剂量的稳定性			
	后备监控室剂量的稳定性			
	标准剂量率输出稳定性	NA	2%	2%（高剂量率）
	光子束射野稳定性	1%		
	电子束射野稳定性	1%		
	电子束能量稳定性	2%/2mm		

续表

检测频率	性能参数	容差		
		无调强（Non-IMRT）	调强（IMRT）	SRS/SBRT
年检	X 射线基线平坦度改变		1%	
	X 射线基线对称性改变		±1%	
	电子射线基线平坦度改变		1%	
	电子射线基线对称性改变		±1%	
	SRS 弧形旋转模式（范围：0.5~10MU/deg）	NA	NA	1MU/2%
	X 射线/电子束剂量输出校准（TG-51）		±1%	
	辐照野范围的抽样检查取决于 X 射线输出因子（两个及以上的辐照野）	辐照野范围在 <（4×4）cm² 是 2%，如 ≥（4×4）cm² 为 1%		
	电子束限光筒输出因子（抽检—限光筒/能源）		偏离基线 ±2%	
	X 射线束的质（PPD10 或 TMR20/10）		偏离基线 ±1%	
	电子射束的质（R_{50}）		±1mm	
	物理楔形传动因子的稳定性		±2%	
	X 射线监控装置的线性度（输出稳定性）	±2%（≥5MU）	±5%（2~4MU），±2%（≥5MU）	±5%（2~4MU），±2%（≥5MU）
	电子监控装置的线性度（输出稳定性）		±2%（≥5MU）	
	X 射线输出剂量的稳定性与剂量率的关系		偏离基线 ±2%	
	X 射线输出剂量的稳定性与机架角度的关系		偏离基线 ±1%	
	电子束和 X 射线离轴因素的稳定性与机架角度的关系		偏离基线 ±1%	
	电子束剂量输出稳定性与机架角度的关系		偏离基线 ±1%	
	弧形照射模式（预期 MU 和期望度）		偏离基线 ±1%	
	TBI/TSET 模式		功能正常	

注：括弧内为对应标准下的条件。

二、后装治疗机质控

目前后装治疗机常用的放射源是 ^{192}Ir，放射源在出厂时必须附有源活度检测证书，更换新源后需要测量并核对放射源活度，每次进出后装机房应确认辐射状态，确保后装机待机时源处于安全位置。^{192}Ir 因半衰期较短，使用期间，后装机操作系统自动进行源活度衰变的修正，因而计划活度与实际活度的核对是质控的一部分。

后装治疗机 QA（表 10-7）主要包括下述 4 个方面。

1. 源的到位精度　应每季度及换源后检查驱动机，控制放射源到达预设位置的精度及其重复性，这种检查应包括所有可能的治疗方式。

2. 源在贮源器内的位置　当后装机关闭时，源应回到贮源器的中心位置；应至少每年及换源后，检查贮源器周围的防护情况，并记录在册。

3. 计时器　后装机一般配备一道或多道计时系统，控制源的到位和照射的时间，应每季度对计时系统进行校验。

4. 更换新放射源后，应进行放射源活度的校验。

表 10-7　遥控后装治疗机（HDR）项目检测要求（NCC）

检测频率	性能参数		容差
日检	开机自检	功能正常	
	视听监控设备	功能正常	
	辐射监测仪及辐射指示灯	功能正常	
	门联锁	功能正常	
	应急设备	功能正常	
季检	放射源定位误差	±1mm	
	断电自动回源	功能正常	
	放射源驻留时间	±0.1s	
年检	施源器连接管长度	±1mm	
	手动回源	功能正常	

第三节　治疗计划系统质控

治疗计划系统已经实现从简单的基于二维图像的正向剂量计算发展到基于三维及四维多模态影像的剂量逆向优化，功能不断扩大，算法不断改进。为保证其正常运行，必须建立完整的治疗计划系统 QA 体系，包括系统配置文档、用户培训、临床验收及调试记录等。此外，临床使用中，确认系统硬件、软件和数据传输是否正常也是质量保证的内容。

厂家提供系统文档和用户培训是计划系统 QA 日程的开始。通过阅读文档和接受培训,用户中负责计划设计的物理师应能熟练地完成患者的治疗计划设计;知道如何正确输入参数和理解系统的输出;并对系统所采用的计算机硬件和操作系统有初步认识。用户中负责系统管理的物理师还应理解系统采用的物理模型,知道如何将测量数据正确输入治疗机,能完成系统调试、日常维护及处理简单的故障。

计划系统规格属于技术文件,包括 3 个组成部分(硬件、系统管理软件、计划软件),是用户验收系统的依据。硬件规格是指计算机(含 CPU、内存、硬盘、显卡等部件)、网络、数字化仪、胶片扫描仪、打印机、绘图仪等硬件设备的规格和数量。计划系统管理软件是指计算机操作系统及其他第三方软件的规格。计划软件规格有三个方面的内容:①软件的功能,可分为患者数据管理、图像处理、剂量计算、计划评估和输入输出(网络方式、文件方式和复印方式等)5 类;②每项功能的定量指标,如剂量计算速度、三维显示速度、存储图像层数;③剂量计算的准确性,这是整个计划系统规格中最重要的内容。

第四节　图像引导系统

图像引导放射治疗(image guided radiotherapy,IGRT)是指利用各类成像设备在患者治疗前、治疗中以及治疗后获取患者影像资料,对患者体内肿瘤、相关器官和体表轮廓定位,根据其位置变化进行调整,以达到靶区精准放疗和减少正常组织并发症的放疗技术总称。

医用加速器辅助图像引导系统包括:电子射野影像设备(EPID)、锥形束 CT(cone beam CT,CBCT)、数字化 X 射线透视、验证胶片、平片系统、超声引导放射治疗系统、光学体表成像系统、红外线定位系统、电磁导航系统及 MR 图像引导放射治疗系统等。

一、射线引导成像装置

射线引导成像装置是指通过放射线完成成像过程的引导装置,如 EPID、CBCT、X 射线片等。

(一) kV 级影像装置

kV 级成像系统有多种:①滑轨式断层成像系统是 CT 机与直线加速器共用治疗床,通过滑轨移动 CT 扫描患者;②天花板/落地式平面 kV 成像系统是将 kV 级探测器组件安装于治疗室内天花板或者墙壁;③机载式 kV 级成像系统是由一个 kV 级 X 射线球管和一个平板探测器组成,两者相对安装于机架两侧(图 10-3),且与 MV 级治疗射束正交,经过同一等中心,是目前临床应用最广泛的图像验证系统,但 kV 级射线源与治疗射线源并不相同,不能直接代表实际治疗情况,因此对其位置精度和成像质量的定期 QA 尤为重要。

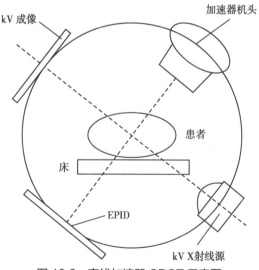

图 10-3　直线加速器 CBCT 示意图

kV 级 CBCT 是目前三维影像引导放射治疗的主要方式,具有成像速度快、成像质量好、辐射剂量较低等优势,获取的三维断层影像可直接与计划图像进行配准,实现在线体位修正及离线回顾分析。但其 CT 值无法与计划系统电子密度精确匹配,所以一般不用于剂量计算。

治疗患者时,通过 CBCT 图像与治疗计划 CT 图像进行对比,根据患者轴向(左右、前后、升降)平移误差和绕轴(横摆、钟摆、俯仰)旋转误差,进行患者位置修正。当移动范围比较小时,无需治疗师再进入治疗室,可以从操作室远程遥控操作治疗床自动移动,然后开始治疗;对于钟摆和俯仰误差,只有配备六维床加速器可实现误差的修正。

影响 CBCT 性能的主要因素有:①探测器成像范围;②散射线影响;③内部器官的运动。

(二) MV 级影像装置

直线加速器也可以直接作为辐射源成像,无需增加 X 射线球管,通过机架旋转配合探测器,获取不同角度的投影,经过重建可获得 MV 级 CT 影像,EPID 影像和验证胶片都是通过类似的方式获取。虽然采用治疗源成像可直接代表射野的实际情况,但是与 kV 源相比,增加了患者的额外辐射剂量,且图像分辨率较低。EPID 安装在加速器机架,使用方便。常用的非晶硅平板探测器探测面积为 30cm × 40cm,其在图像引导中的临床应用包括:

1. **患者位置验证**　通过 EPID 在线获取患者 0°、90° 或者 270° 的两张正交 X 射线定位片,与 TPS 经 CT 定位图像生成的 DRR 片作对比,即可得到摆位误差值,然后根据结果修正治疗床位置或者重新摆位,以减小摆位误差。

2. **MLC 质控**　EPID 分辨率高,主流 EPID 的检测精度可达到亚毫米级,是 MLC 质控的理想设备。

二、非射线引导成像装置

非射线图像引导成像装置包括超声引导系统、光学体表成像系统、红外线定位系统、电磁追踪系统和 MR 图像引导系统等。

1. **超声引导系统**　在前列腺以及判断膀胱充盈度中使用较多,优点为轻便实用,无创、无辐射,但是需要人为干预,受操作者对探头施加的压力大小差异影响,同时压力还会导致体内器官形变。

2. **光学体表成像**　是利用激光获取实际治疗中患者图像的几何特征,与定位图像的几何表面图像在线匹配,获取误差值。

3. **红外线定位系统**　使用红外摄像机在患者定位和治疗过程中,确定患者位置以及胸、腹部肿瘤呼吸运动的管理。其优势在于无创、无辐射,但是激光和红外线装置都只是体表监测,无法观察到体内器官的相对位置。

4. **电磁追踪系统**　通过在肿瘤内植入电磁发射器,体外构建信号接收平台,实现实时追踪肿瘤的功能。主要用于检测细微的肿瘤移动,并微调修正摆位误差,提高照射精度的同时,最大限度地保护正常组织。

5. **MR 图像引导系统**　相较于 CT,其明显优势是有更好的软组织成像对比度且无辐射,临床中将核磁与直线加速器相结合,在治疗开始前和治疗过程中,实时获取治疗部位的 MR 影像,提高肿瘤治疗精度。

三、常用图像引导系统的质量控制

成像坐标系与照射坐标系的一致性及影像质量是保证影像引导放疗精度的关键指标（表 10-8）。机载影像装置 QA 的很多项目与 CT-sim 相似。

表 10-8　成像装置的 QA 项目及容差

检测频率	机载影像装置	性能参数	容差	
			Non-SRS/SBRT	SRS/SBRT
日检	平面 kV 和平面 MV（EPID）成像	碰撞联锁	功能正常	功能正常
		定位/重新定位	≤ 2mm	≤ 1mm
		成像与治疗的一致性（单个机架角度）	≤ 2mm	≤ 1mm
	锥形束 CT（kV 和 MV）	碰撞联锁	功能正常	功能正常
		成像与治疗的一致性	≤ 2mm	≤ 1mm
		定位/重新定位	≤ 1mm	≤ 1mm
月检	平面 MV 成像（EPID）	成像与治疗的一致性	≤ 2mm	≤ 1mm
		刻度盘	≤ 2mm	≤ 2mm
		空间分辨率	基准值	基准值
		对比度	基准值	基准值
		均匀性和噪声	基准值	基准值
	平面 kV 成像	成像与治疗的一致性	≤ 2mm	≤ 1mm
		缩放比例	≤ 2mm	≤ 2mm
		空间分辨率	基准值	基准值
		对比度	基准值	基准值
		均匀性和噪声	基准值	基准值
	锥形束 CT（kV 和 MV）	几何失真	≤ 2mm	≤ 1mm
		空间分辨率	基准值	基准值
		对比度	基准值	基准值
		HU 稳定性	基准值	基准值
		均匀性和噪声	基准值	基准值
年检	平面 MV 成像（EPID）	全方位运行 SDD	± 5mm	± 5mm
		成像剂量	基准值	基准值
	平面 kV 成像	射束的质量/能量	基准值	基准值
		成像剂量	基准值	基准值
	锥形束 CT（kV 和 MV）	成像剂量	基准值	基准值

第五节　呼吸运动管理

对于胸、腹部肿瘤患者,呼吸运动会直接影响患者 CT 定位精度、靶区勾画范围及治疗时剂量的准确性,可以通过呼吸门控技术、屏气法、自主呼吸控制、腹部压迫、肿瘤追踪技术等来减少或消除呼吸运动带来的影响。

呼吸运动具有周期性,以呼吸时相为第四维度,由多套对应不同时相的三维 CT 数据组合成四维 CT(4D-CT)。通过 4D-CT 扫描获取自由呼吸状态下肿瘤的运动范围,通常情况下,临床使用最大密度投影(MIP)图像勾画肿瘤组织的近似 ITV。

1. **呼吸门控技术**　涉及患者呼吸周期内某特定时间段("门")的辐射管理,通过门控程序在呼吸周期特定时相出射线放疗,但这显著增加了患者的治疗时间。其 QA 项目涉及相位精度、控制精度和剂量精度(表 10-9)。

表 10-9　呼吸门控、质控项目及容差表(AAPM-142)

检测频率	性能参数	容差
月检 / 年检	射束能量稳定性	2%
	门控相位 / 幅度时间精度	要求达到 100ms
	呼吸相位 / 幅度替代校准	要求达到 100ms
	联锁控制	功能正常

2. **屏气法**　主要运用于周围型肺癌和乳腺癌患者,通过深吸气屏气,减少肺部和心脏的受照体积。该技术对屏气程度和时长有要求,所以从定位开始就需要进行呼吸训练。

3. **自主呼吸控制**　是针对肺功能较差、屏气困难的患者,让患者先吸气,再按预先设定的强制呼气方式控制呼吸,在此期间出射线治疗。

4. **腹部压迫法**　是运用压迫板压于腹部,降低呼吸运动幅度,以减少内部器官运动带来的影响。

5. **肿瘤追踪技术**　通过实时探测肿瘤的空间位置,计算肿瘤运动轨迹和偏移量并预测传输和治疗延时后的肿瘤位置,最后利用治疗设备动态补偿肿瘤的运动,对肿瘤进行实时、精准照射。优点是不需要外放肿瘤边界,正常组织损伤小,但技术实施难度大。

第六节　质控干预

QA 测量值超出了容差值(允许偏差)范围时,应该对设备数据采取干预行动,行动分为三种类型,按行动等级次序从最低到最高排列如下:

1 级——检查行动:从多次反复的 QA 程序中可以得到正常操作条件下的预期测量值。

突然出现的明显偏离预期的数值,应该引起医学物理师的注意。测量值的变化可能表明设备已经出现问题,尽管还没有超出容差值,治疗可继续进行,但应对误差产生的原因进行检查。

2 级——计划干预行动:QA 程序的测试结果连续达到或接近容差值,但是 1 周内的临床影响可能不明显,治疗可继续进行,应该计划安排一到两个工作日内排除问题。

3 级——立即采取行动或停止治疗行动:检测结果可能提示需要立即暂停治疗,发生这种情况,在问题被纠正以前,该项治疗工作必须停止。如非功能性安全联锁故障或剂量学参数出现明显误差,需完全停止使用放疗设备。

就这三级行动而言,2 级和 3 级行动相关的指标(偏离基准线的误差值和容差值)需要制定规范,具体说明。对于 1 级行动,参数没有明确阈值,1 级参数值并不是一个关键要求,但它可能会指导 QA 程序的改进。

第七节　放射治疗流程质控

放射治疗流程主要包括模拟定位、靶区勾画、计划设计和治疗,流程质控的目的是利用相应的管理手段,确保流程中各环节有序无误地进行。

一、模拟定位的质控

目前最常用的模拟定位设备是 CT-sim。在保障设备正常运转的前提下,需要根据病种制定出标准化定位流程。应针对患者的个体化差异,选取合适的体位、固定方式以及扫描条件和范围。

医生根据患者的病情及拟采取的照射技术,制定定位申请单。定位申请单包含患者的详细定位信息,不仅有患者的个人基本信息,而且需要提供肿瘤部位、肿瘤分期、扫描条件、选用的体位固定器、特殊备注等。根据申请单中信息,治疗师、医师、物理师共同完成患者的模拟定位。

二、靶区勾画的质控

将符合要求的模拟定位图像传输至 TPS,医生在 CT 图像上勾画 GTV、CTV、PTV、OAR 等结构。

CT 图像软组织分辨率低,对小的肿瘤识别能力差。若定位时注射了对比剂,则高原子序数的对比剂可能影响剂量计算。相对而言,MR 图像具有无辐射、软组织分辨率高等特点,PET 提供了肿瘤组织代谢信号,能够进一步明确肿瘤的范围。可利用 MR 图像和 PET 等多模态影像与定位 CT 融合,提高靶区勾画精度。

三、计划设计的质控

计划设计是放疗过程中的重要环节,计划设计包括治疗计划的核对、计划验证、治疗前的核查以及疗程中的检查。

（一）计划的核对

1. 计划的人工核查　计划完成后，计划设计者和上级物理师需要对计划进行核查，核查内容主要包括处方剂量、图像勾画的准确性、射线能量的选取、布野合理性、参考标记点、等中心点、射野参数、计划剂量归一点、靶区和危及器官的剂量、挡铅或多叶准直器参数、楔形野参数、治疗计划单、记录验证系统中计划参数等。此外，对于二程放疗的患者，需要确定旧靶区和新靶区的位置关系，以及评估叠加的危及器官限量。

2. 第三方独立核查　有条件的单位，除人工核查外，还应利用第三方验证软件进行计划的独立核查。将已完成的计划（包括图像、轮廓、计划和剂量）导出至第三方验证软件进行剂量二次计算，复核 DVH 等相关结果并逐层查看剂量分布差异。

（二）计划剂量验证

计划审核完成后，需对其剂量分布准确性进行验证，采用胶片、EPID、二维探测器阵列等剂量测量工具测量实际剂量分布，将测量结果与计划剂量分布进行对比分析，保证二者的偏差在允许误差范围内。也可以将测量结果或加速器运行的日志文件反推到计划 CT 上，获得验证剂量分布，用来分析照射与计划之间的差异。

四、治疗实施的质控

（一）治疗前的核查和疗程中的检查

在首次治疗之前，治疗师需要仔细检查与患者相关的计划参数是否准确，主要核对内容包括治疗机型、射线类型、射野参数、照射部位、照射次数、分次剂量、MU 数、有无相关附件等，对于同时执行多个计划的患者，要保证计划调取的正确性。

（二）治疗计划实施过程的监控

治疗实施过程中，治疗师需要密切关注治疗设备运行状态和患者状态，包括治疗机、呼吸门控等辅助类设备的硬件、软件功能是否正常；治疗过程中患者的体型、器官充盈度的变化、肿瘤大小、位置及患者体位的变化，并及时与医生沟通是否需要调整治疗方案。

第八节　医疗安全相关质控

放射治疗整个流程中所存在的医疗安全问题主要涉及患者安全与质量改善、工作人员和网络数据库三方面。

一、患者安全与质量改善

患者的安全主要是指在放疗期间发生危害到患者安全的事件，如辐射损伤、机械碰撞、坠床以及医务人员的信息传递错误等。另外，还要关注患者受放疗影响的其他特殊状况，如体内是否有心脏起搏器或除颤器（ICDs），避免其暴露于电离辐射而损坏等。

整个放疗流程中的任何阶段都有可能发生患者安全问题，需要医生、物理师和治疗师的密切配合且经过专业培训，严格制定、完善和执行相应的诊断及治疗流程。

二、工作人员的安全

工作人员的安全主要是指辐射防护安全和防止意外事故的发生。辐射防护主要是确保机房外的辐射剂量水平满足国家标准要求,发生辐射暴露时,按照预案妥善处理。意外事故的发生主要包括治疗机和治疗床运动过程中的碰撞,治疗机机头附件如铅块的滑落、铅块制作时的铅吸入,以及治疗室铅门关闭时的夹伤等。

三、网络数据库安全

放射治疗过程中会产生大量的数据,主要包括设备运行数据、患者治疗数据和患者信息管理数据。患者图像信息、设备建模、配置数据、计划数据和运行日志记录等,这些数据都集中保存在放疗专用数据服务器中。系统需提供患者信息存档和检索机制,以便治疗机和计划系统等终端设备直接调用其中数据。因此,定期确保数据的正常传输、备份以及服务器设备的正常运转,也是保证患者正常治疗的关键。

同时,建立和健全数据传输安全机制与谨防病毒侵染的措施必不可少。用于患者治疗的内网(治疗网)需物理师进行维护,患者信息管理系统应由单位信息技术部门进行管理。服务器主机及所有 TPS 终端的 USB 接口应禁用,同时加设互联网和治疗网的物理隔绝。

（徐　程　高玉艳　吴　昊）

第十一章

辐射防护与安全

高能射线虽然可以杀灭肿瘤细胞,但是不加以防护也可能对工作人员、公众健康或环境造成一定程度的危害。辐射的危害不容忽视,但也不能盲目恐惧。本章通过讲解辐射来源、辐射危险性及辐射引起的生物效应,让大家对辐射危害有正确的了解,消除不必要的恐惧;通过掌握辐射防护的基本原则和基本方法,尽量避免或减少不必要的照射;以外照射医用直线加速器机房为例,讲解加速器机房的结构及防护要求;以内照射后装治疗机机房为例,介绍放射源、机房结构及防护要求。

第一节　辐射效应及辐射危险性

一、辐射来源

辐射来源可分为天然辐射和人工辐射。天然辐射也称为天然本底辐射,主要包括宇宙射线、宇生放射性核素、大自然中天然放射性核素。天然辐射又可分为外照射和内照射;外照射是指如宇宙辐射、地表层、建筑中的放射性核素对人体产生的辐射;内照射是指人们通过喝水、饮食及呼吸途径进入人体内部的放射性核素产生的辐射。人工辐射包括医疗辐射、核试验后所形成的沉降物、核能生产过程中产生的放射性物质。其中医疗辐射是人工辐射的主要来源。

二、辐射效应

辐射效应是指人体受到一定剂量照射后,引起对人体有害的各种生物效应的总和。当射线作用于生物机体后,产生电离辐射效应,对机体造成伤害。对于天然辐射而言,因其剂量较低,一般不会影响人体健康;对于人工辐射如果不加以防护,可能对环境、社会及人类造成危害。

(一) 电离辐射生物效应的发生过程

电离辐射作用于人体后,通常会引起一系列物理、生物的变化。放射线通过电离激发和化学链断裂的形式将能量传递给机体大分子物质,同时通过生物机体内大量水分子的化学变化形成大量的具有氧化作用的自由基,间接地导致生物大分子的损伤,并在生物大分子损伤的基础上,导致细胞水平的破坏,进而产生一系列的全身代谢紊乱和组织病理学改变。比如细胞、组织、器官受到损伤和破坏后,不能及时修复可引起器官功能性异常,也可能导致遗传学方面的异常。按照辐射产生的效应不同,可分为确定性效应和随机性效应。

（二）确定性效应

确定性效应是指当机体受到的照射剂量超过一定阈值时,受照射组织中大量细胞被集体杀死或者严重损伤,导致器官、组织的结构破坏或功能改变。确定性效应是有阈值的,当剂量很小时,产生这种效应的概率几乎为零;当剂量高于某一水平时,发生概率迅速上升到100%,其严重程度随剂量的增加而增加。此效应的阈值是相当大的,只有在放射性事故中才可能发生,在通常情况下不会出现。

（三）随机性效应

随机性效应是指大多数情况下,个别或少数细胞受到电离辐射后,引起基因变异,进而可能会产生严重后果。随机效应没有剂量阈值,发生概率随照射剂量的增加而增加,但效应的严重程度与剂量大小无关。在实践活动中,随机性效应的发生不可避免,但我们可以尽量降低其发生的概率。表11-1总结了确定性效应与随机性效应的区别。

表11-1 确定性效应与随机性效应的区别

辐射效应类型	剂量与效应的关系	阈值
确定性效应	剂量超过阈值,发生率100%,严重程度且随剂量增大而增大	有阈值
随机性效应	发生概率随剂量增加而增加,但严重程度与剂量无关	无阈值

确定性效应与随机性效应的提出,阐明了辐射效应发生的规律,为辐射防护原则的制定提供了重要的理论依据。

三、辐射危险性

从事放射工作人员要正确认识辐射的危害性,客观认识放射工作的危险程度。评价各个行业的危险度,可以用年死亡率作为危险性的衡量标准,即危险度。例如从事某种行业的人员一年内因事故而死亡的概率是万分之一,那么此职业的危险度为10^{-4}。

危险度的水平可分为5类:实际危险、可接受的危险、不可接受的危险、被接受的危险、非被接受的危险(表11-2)。实际危险是指现实中存在的不受人类意志所控制的危险。可接受的危险与不可接受的危险是指人类在某种实践活动中获取利益,根据利弊权衡的结果对伴有危险的利益所做出的理性评价。被接受的危险与非被接受的危险是指在特定条件下,对社会、公众或从情感上所做的选择。

表11-2 不同危险度所对应的范围

危险类别	致死危险度范围
被接受的危险	$10^{-8} \sim 10^{-4}$
非被接受的危险	$10^{-4} \sim 10^{-2}$
可接受的危险	$10^{-6} \sim 10^{-4}$
不可接受的危险	$10^{-5} \sim 10^{-2}$

因无法通过随机对照研究来获得准确数据,放射工作人员的职业危险度,特别是随机效应带来的危险度数据很难获得。可以通过对比自然灾害、疾病、交通事故等对每个人危险度的统计平均值来说明天然辐射的危险度(表 11-3);与其他行业从业人员危险度进行对比,评估和理解放射工作从业人员的危险度(表 11-4)。

表 11-3　自然灾害、疾病和交通事故中不同类别的危险度

自然灾害		疾病		交通事故	
类别	危险度	类别	危险度	类别	危险度
天然辐射	10^{-5}	癌死亡率(中国)	5×10^{-4}	交通事故(中国)	10^{-4}
洪水	2×10^{-6}	癌死亡率(全世界)	10^{-3}	交通事故(美国)	2.7×10^{-4}
旋风	10^{-5}	流感死亡率	10^{-4}	航运事故	10^{-5}
地震	10^{-6}	自然死亡(英国)	10^{-3}		

表 11-4　不同工业部门的职业危险度

职业	危险度
煤炭工业	1.5×10^{-3}
采矿工业	1.1×10^{-3}
建筑工业	6.7×10^{-4}
铁路运输	4.5×10^{-4}
机械制造	1.9×10^{-4}
平均	7.1×10^{-4}

不同行业的职业危险度大致在 10^{-4} 量级,危险度低于 10^{-4} 量级时,是社会公众普遍可以接受的。受到小剂量照射情况下,职业放射性人员患致死性癌和白血病以及遗传效应的危险度如表 11-5。

表 11-5　职业放射性人员随机性效应危险度

类别	致死癌	严重遗传效应
放射性工作人员	8.0×10^{-4}	1.6×10^{-4}

注:根据年当量剂量限值计算值。

从以上统计数据可以看出,放射工作职业人员按年剂量当量的限值计算后的危险度与其他工业行业的危险度基本在相同量级。而在实际工作中,常规采取防护措施后,放射工作职业人员所受到的辐射一般不到剂量限值的 1/10,远低于年当量剂量限值。因此放射工作从业人员的职业危险度实际可能在 $10^{-6} \sim 10^{-5}$ 量级,明显低于常规工业部门 10^{-4} 量级的危险度。

第二节　辐射防护的目的和原则

一、辐射防护的目的

辐射防护的目的是指在不过分限制有意义的辐射实践,充分考虑经济和社会因素的前提下,防止有害的确定性效应发生,同时降低随机效应的发生概率,使两者发生概率控制在被认为可以接受的水平。

二、辐射防护的基本原则

辐射防护的基本原则包括实践的正当性、防护的最优化和个人剂量限值。

(一)实践的正当性

实践的正当性是指人们所采取的任何辐射实践,要对社会、经济和环境因素进行综合考虑,权衡利弊,只有辐射实践活动对受照个人或社会带来的利益远远大于其带来的辐射危害时,才能说辐射实践是正当的。事实上,任何一种辐射实践的正当性,都是利与弊综合性评价的结果。

(二)防护的最优化

防护的最优化是指在充分考虑经济和社会因素后,避免一切不必要的照射,将个人受照剂量的大小、受照的人数以及受照射的可能性均保持在可接受的最低水平。在辐射防护的实践中,不要盲目追求低剂量标准,而不充分考虑为此所带来的经济成本,造成大量的经济支出。

(三)个人剂量限值

个人剂量限值是指不可接受剂量范围的下限。在辐射实践中,即使满足了正当性要求,防护与安全也达到了最优化,但还是必须对个人所受的相关照射剂量加以限制,以保证个人不会受到不可接受的辐射危害。不能简单地将剂量限值理解为"安全"与"危险"的界限,可理解为剂量限值以下的照射所引起的危险度与一般工业部门引起的危险度相当,一旦超过个人剂量限值,可能会带来更大的危害。而个人剂量限值不适合用于患者的诊断和患者的放射治疗。职业照射工作人员和公众人员的年有效剂量和有关器官或组织的年当量剂量限值如表 11-6。

表 11-6　国际放射防护委员会(ICRP)第 60 号报告建议的年剂量限值

人员分类	有效剂量	年当量剂量 /mSv		
		眼睛	皮肤	四肢
职业人员	连续五年内平均 20mSv·a⁻¹ 在任一年不超过 50mSv·a⁻¹	150	500	500
公众	1mSv·a⁻¹	15	50	–

在上述放射防护3个原则中,正当化和最优化原则实质上与辐射源有关,涉及每种辐射源的防护是否合理。个人剂量限值与人有关,涉及职业工作人员及公众人员。正当化是最优化过程的前提,个人剂量限值是最优化的约束条件,三者相互关联,应用时需要综合考虑。需要注意的是不能把个人剂量限值作为评价辐射防护的主要标准,辐射防护设计和评价标准应该在不超个人剂量限值的前提下达到最优化。

三、辐射防护常用辐射量和单位

(一) 当量剂量

当量剂量是指用来描述人体受辐射照射时的危害程度,可以反映不同种类、不同能量以及不同照射条件所导致的生物效应差异。对于某种辐射 R 在某个组织或器官 T 中的当量剂量 $H_{T,R}$ 定义为:

$$H_{T,R}=D_{T,R} \times \omega_R \qquad\qquad (式 11\text{-}1)$$

式中, $D_{T,R}$ 是辐射 R 在组织或器官 T 内产生的平均吸收剂量; ω_R 为辐射 R 的辐射权重因子,用于衡量不同类型的辐射对人体造成生物效应的严重程度或发生概率的大小。不同辐射 ω_R 不同(表11-7),即使吸收剂量相同,所引起的生物效应亦不相同。 ω_R 是无量纲, $H_{T,R}$ 的国际单位是 J/kg,专用名称为希沃特(Sv),1Sv=1J/kg。 $H_{T,R}$ 和 ω_R 只适用于辐射防护。

对于受到多种辐射的组织或器官应分别将吸收剂量用其所对应的辐射权重因子进行修正,而后相加即可得到总的当量剂量:

$$H_T=\sum_R \omega_R \times D_{T,R} \qquad\qquad (式 11\text{-}2)$$

表 11-7 辐射权重因子

辐射类型	能量范围	ω_R
X(γ)射线,电子,μ介子		1
中子	能量 <10keV	5
	10~100keV	10
	>100keV~2MeV	20
	>2~20MeV	10
	>20MeV	5
质子(反冲质子除外)	能量>2MeV	5
α粒子,裂变碎片,重核		20

(二) 有效剂量

有效剂量是指人体各器官或组织的当量剂量与其相应的组织权重因子乘积的总和,用字母 E 表示:

$$E=\sum_T \omega_T \times H_T \qquad\qquad (式 11\text{-}3)$$

式中, H_T 为器官或组织 T 所受的当量剂量; ω_T 是器官或组织 T 的组织权重因子。组织权重因子是指考虑不同器官或组织对发生随机性效应的敏感性,对当量剂量进行修正,使其能够正确反映出受照器官或组织吸收射线后所受的危险度。不同的器官或组织虽吸收相同的当量剂量,但发生随机性效应的概率可能不同。ω_T 也是无量纲,有效剂量的国际单位与当量剂量单位同为 J/kg,专用单位为希沃特(Sv)。

有效剂量是身体各器官或组织加权修正的当量剂量之和。组织权重因子 ω_T 均小于 1,对射线越敏感的器官,ω_T 越大。所有器官的组织权重因子总和为 1(表 11-8)。

表 11-8 组织权重因子

器官或组织	ω_T
性腺	0.2
红骨髓	0.12
结肠	0.12
肺脏	0.12
胃	0.12
膀胱	0.05
乳腺	0.05
肝脏	0.05
食管	0.05
甲状腺	0.05
皮肤	0.01
骨表面	0.01
其余器官或组织	0.05

注:其余器官或组织包括肾上腺、脑、大肠(上段)、小肠、肾脏、肌肉、胰腺、胸腺、子宫和脾脏。

第三节 临床常用射线的防护方法

一、X(γ)射线的防护

X(γ)射线穿透能力很强,在物质中遵从指数衰减规律。其屏蔽材料常使用原子序数较高的物质,如铅板、钢板、混凝土等。对于千伏级能量的射线,可选用铅板、混凝土、铅玻璃等物质屏蔽;对于兆伏级能量的射线,多用含重晶石的混凝土进行屏蔽,其性价比高且坚固耐用。

二、α 射线的防护

α 为重带电粒子,射程短、穿透能力差,一张纸就可以将其阻挡。对于外照射防护,增加防护距离即可。α 射线应重点防护对人体表面及进入人体造成的内照射,如通过饮水进到体内引起消化道黏膜损伤或伴随气体吸入引起气道黏膜的严重损伤。α 射线能量在短距离内全部释放，造成组织损伤，即使摄入体内的量非常少，也会造成较严重的后果。

三、β 射线的防护

β 射线在介质中的穿透能力比相同能量 α 射线强数倍，当能量大于 70keV 时，应注意防护 β 射线的外照射。β 射线照射重金属材料时，将产生轫致辐射，因此不宜用重金属作为 β 射线的防护材料。防护 β 射线应选用低原子序数材料与高原子序数材料双屏障防护模式，首先用低原子序数材料吸收 β 射线以减少轫致辐射的产生，再用高原子序数材料屏蔽轫致辐射产生的光子线。

四、中子射线的防护

根据能量不同，中子可分为快中子和热中子。在外照射中对中子的防护主要是对快中子的防护。首先将其慢化为热中子，热中子被硼核俘获吸收，俘获中子的硼原子核处于激发态，退激产生 γ 射线。此过程我们既要考虑中子的屏蔽，也要考虑 γ 射线的屏蔽。如直接用铅或铁等高原子序数材料进行中子屏蔽，会产生很强的 γ 射线，因此必须在这些高原子序数材料外面附加水、石蜡、含硼聚乙烯等材料来慢化和吸收中子。混凝土中含有水及重核物质，且价格便宜，具有一定的牢固性，在中子防护中使用广泛。

第四节　加速器机房防护与安全

医用直线加速器是目前常用的放疗设备，在放疗实践中除患者本人会接受一定剂量外，从业人员及机房周围的公众都有受到低剂量辐射的风险，需要采取科学有效的防护措施，降低这种风险，保证从业人员及公众的安全。

一、外照射防护基本方法

外照射防护的基本方法包括时间、距离、屏蔽三个方面。在辐射防护过程中，可以采取这三种手段综合的防护方法来保证从业人员及公众的健康与安全。

（一）时间

由于受照剂量正比于受照时间，在从事辐射相关工作时，应尽量缩短与辐射源的接触时间。从业人员应该对工作流程熟记于心，操作技术熟练，有效减少与辐射源接触的工作时间。

（二）距离

根据距离平方反比定律，增大与辐射源的距离可有效降低辐射水平，即从事放射工作时，应该尽可能与辐射源保持距离，以减少受照剂量。

（三）屏蔽

在实际的辐射相关工作中，仅仅靠减少工作人员的操作时间或者增加与辐射源的距离，仍然不能达到安全防护的要求时，必须采取适当的屏蔽措施来进一步降低受照剂量。

二、工作场所的划分

通常把辐射工作场所划分为控制区和监督区,以便于辐射防护管理和职业照射控制。保障从业人员、公众健康及环境安全。

(一) 控制区

控制区是指需要或者可能需要专门防护手段或安全措施的区域,如机房、迷路等(图 11-1)。设立控制区目的是控制正常工作条件下的正常照射或防止污染扩散,并预防潜在照射或限制潜在照射的范围。在确定控制区边界时,要考虑以下 3 个方面:①正常照射的水平;②潜在照射可能性及大小;③所实施防护手段或安全措施的性质及范围。对于范围较大的控制区,存在局部照射或污染水平变化较大的情况,为方便管理,可划分出子区域,分别采取有针对性的防护手段或安全措施。

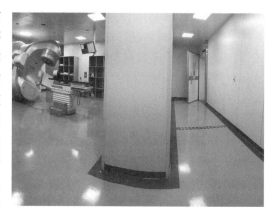

图 11-1　机房与迷路

实践中,可采取适当的措施划定控制区,在进出口及适当位置处,设立醒目的、符合标准的警告标志;利用剂量监测仪器实时监测机房内、控制室辐射水平和污染水平(图 11-2),保障此区域相关人员的辐射安全。科室可制定相关规章制度,便于放射工作人员、公众、科室设备的管理。

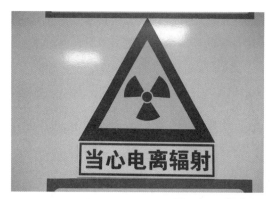
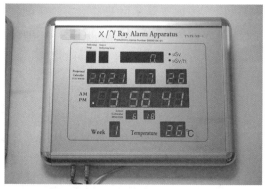

图 11-2　警告标志与实时剂量监测仪

(二) 监督区

监督区是指通常不需要专门的防护手段或安全措施,但需要经常对职业照射条件进行监督和评价的区域。如候诊区、机房外的草坪区、机房外停车场等(图 11-3)。这些区域也可采用一定的手段划出边界,并定期检测该区域,以确定是否需要采取防护措施。

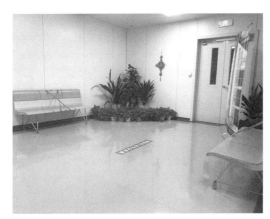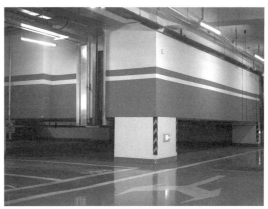

图 11-3　候诊区与治疗机房外停车场

三、加速器机房防护设计

（一）机房选址

机房的选址是一项既重要又复杂的工作，既要考虑到放射从业人员和公众的健康安全，也要考虑到周围环境的安全。在机房选址的过程中，应尽可能选取相对独立的位置作为机房地址，同时应尽量避开人员活动密集区、非辐射办公区和诊疗候诊区，一般单独建造或建在建筑物底部的一角。由于辐射防护的材料价格差异大，需考虑建设成本时，可以利用地下、土堆等自然地貌作为屏蔽墙的一部分，降低防护建设成本。

（二）机房大小

根据科室购买的机器类型及将来可能开展的放疗技术来设计机房大小，如科室开展全身照射或非共面照射技术，机房可以适当地增加面积。在使用面积上进行合理的规划，同时也要为将来更换更高能量的加速器或其他辅助设备留有余地。总之，要充分考虑到临床工作的便利性及辐射防护的安全性。

（三）机房屏蔽

医用电子直线加速器一般配有 X 射线和电子束，X 射线的穿透能力远大于电子束。屏蔽墙厚度的要求应按照加速器 X 射线最高能量、最高剂量率等数据，分别对主、次屏蔽墙厚度、迷路及防护门进行设计。对于能量大于 10MV 的加速器，需考虑中子的防护。主、次屏蔽墙通常按照机架旋转平面是平行或垂直迷路来确定（图 11-4）。当旋转平面平行于迷路时，主屏蔽墙是指垂直于旋转平面的墙；次屏蔽墙是指平行于旋转平面的墙。当旋转平面垂直于迷路时，迷路就作为一侧的主屏蔽墙，它的厚度需要加厚，同时防护门也需要适当的加厚。在实际中，前者较为常见，后者由于迷路和防护门都要加厚，可能会增加防护的经济成本，较为少见。主、次屏蔽墙是针对有用射线、散射线及机头漏射线的防护。有用射线是指经过准直器直接引出的射线，它对应的是主屏蔽墙；而经过患者、机头及治疗床的散射线和从机头漏射出来的射线向四周辐射，对应的是所有次屏蔽墙（图 11-5）。

1. **屏蔽墙的设计**　在设计机房屏蔽墙时，要熟知以下 4 个因子：

居留因子（T）是指辐射源出束时，在区域内最常受照人员驻留的平均时间占总出束时间的份额（表 11-9）。

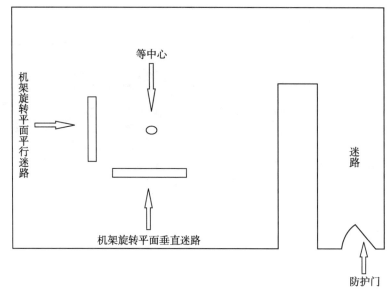

图 11-4　治疗机房主、次屏蔽墙与机架旋转平面关系图

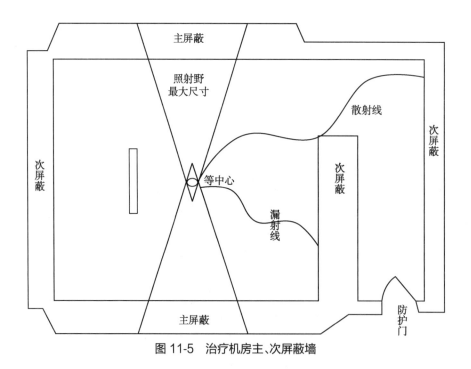

图 11-5　治疗机房主、次屏蔽墙

表 11-9 不同场所的居留因子

场所	居留因子		示例
	典型值	范围	
全居留	1	1	管理人员或职员办公室、治疗计划区、治疗控制室、护士站、移动式加速器相邻手术室及诊室、咨询台、有人护理的候诊室及周边建筑中的驻留区
部分居留	1/4	1/5~1/2	1/2：与屏蔽室相邻的患者检查室 1/5：走廊、工作人员休息室
偶然居留	1/16	1/40~1/8	1/8：各治疗机房门外 30cm 处、相邻（共用屏蔽墙）放射诊疗机房 1/20：厕所、自动售货区、储藏室、设有座椅的户外区域、无人护理的候诊室、患者滞留区域、屋顶、门岗室 1/40：仅有来往行人车辆的户外区域、无人看管的停车场、车辆自动卸货区域、楼梯、无人看管的电梯

使用因子（U）是指辐射源入射到某一屏蔽墙的时间占辐射源总照射时间的份额（表 11-10）。

表 11-10 屏蔽墙的典型使用因子

使用因子	示例
全部使用（$U=1$）	经常受原射线束照射的地板、防护门、墙和天花板
部分使用（$U=1/4$）	不经常受到原射线束照射的门和墙
偶尔使用（$U=1/16$）	不经常受原射线束照射的天花板。因为使用因子比较低，屏蔽要求一般由散射线和漏射线决定

工作负荷（W）是指使用辐射源的工作量，通常用周工作负荷表示。它是描述距离放射源 1m 处每周释放的总剂量，即每周治疗患者次数与距离放射源 1m 处吸收剂量的乘积。单位为 $Gy \cdot m^{-1} \cdot w^{-1}$。

距离因子（d）是指辐射源与屏蔽墙之间的距离，单位为 m。

以上 4 个因子是放射治疗机房防护设计非常重要的参数。

（1）有用射线的屏蔽：在机房防护区域中，主屏蔽墙主要屏蔽有用射线。无论主屏蔽墙还是次屏蔽墙都可以用密度为 2.35g/cm³ 的混凝土作为防护材料。屏蔽墙厚度可以通过数学计算结合查表得出。

1）第一种计算方法，假设辐射源垂直于主屏蔽墙照射，设 P 为剂量限值，利用上文所提到的 4 个因子，得出主屏蔽墙的透射系数 B，透射系数是指穿过放射源与个人之间防护屏蔽的份额。已知公式：

$$P=\frac{W \times T \times U \times B}{d^2} \qquad \text{(式 11-4)}$$

公式中 d 为放射源到屏蔽墙的距离,根据上式可以求得屏蔽墙的透射系数 B,即:

$$B=\frac{P \times d^2}{W \times T \times U} \qquad \text{(式 11-5)}$$

根据不同能量 X 射线的透射系数与混凝土厚度的关系(图 11-6,图 11-7),得出满足剂量限值的屏蔽墙厚度。

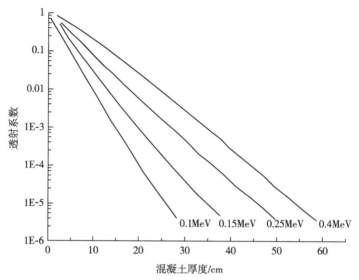

图 11-6 不同能量 X 射线透射系数与混凝土厚度的关系曲线

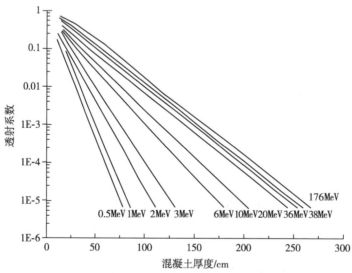

图 11-7 不同能量 X 射线透射系数与混凝土厚度的关系曲线

例 11-1:某医院放疗科,一台 6MV 的医用直线加速器每周的工作负荷为 1 000Gy/w,

距放射源 5m 处墙的另一面是患者检查室,此墙受照时间比例为 1/4,如果将检查室内剂量限值设为 0.1mGy·w^{-1},那么所需混凝土厚度是多少?

$$B=\frac{P \times d^2}{W \times T \times U}=\frac{0.000\ 1 \times 5^2}{1\ 000 \times (1/4) \times 1}=1 \times 10^{-5} \qquad (式 11\text{-}6)$$

根据图 11-7,可以查出需要混凝土厚度大约为 170cm 左右。

2)第二种计算方法,十价层(tenth-value layer,TVL)是指将射线强度衰减到原来的 1/10 所需屏蔽材料的厚度,与半价层(HVL)的关系是:TVL=3.32HVL。不同能量射线及屏蔽材料对应不同的十价层(表 11-11)。通过第一种方法求出透射系数 B 后,计算可以用 N 个 TVL 的厚度可以达到透射系数为 1×10^{-5},即:

$$N=\log(1/B)=5 \qquad (式 11\text{-}7)$$

此时,通过查表 11-11 得出屏蔽墙需要的厚度为 5×34.5=172.5cm,与第一种方法得出的结果基本符合。

表 11-11　不同能量和不同材料的物理密度的 HVL 与 TVL

电压 /kV	铅 /mm $\rho=11.36/cm^3$		混凝土 /cm $\rho=2.35g/cm^3$		铁 /cm $\rho=7.8g/cm^3$	
	HVL	TVL	HVL	TVL	HVL	TVL
50	0.06	0.17	0.43	1.5	–	–
70	0.17	0.52	0.84	2.8	–	–
100	0.27	0.88	1.6	5.3	–	–
125	0.28	0.93	2	6.6	–	–
150	0.3	0.99	2.24	7.4	–	–
200	0.52	1.7	2.5	8.4	–	–
250	0.88	2.9	2.24	7.4	–	–
300	1.47	4.8	3.1	10.4	–	–
400	2.5	8.3	3.3	10.9	–	–
500	3.6	11.9	3.6	11.7	–	–
1 000	7.9	26	4.4	14.7	–	–
2 000	12.5	42	7.4	24.5	–	–
3 000	14.5	48.5	7.4	24.5	–	–
4 000	16	53	8.8	29.2	2.7	9.1
6 000	16.9	56	10.4	34.5	3	9.9
8 000	16.9	56	11.4	37.8	3.1	10.3
10 000	16.6	55	11.9	39.6	3.2	10.5
^{192}Ir	6	20	4.2	14.7	1.3	4.3

在实际工作中,规划或设计加速器机房时,应合理设置有用射线的朝向,控制室、办公室

等居留因子较大的房间尽可能地避开有用射线的直接照射。

(2)散射线的屏蔽：在机房防护区域中，次屏蔽墙主要屏蔽散射线。散射剂量通常会受到加速器剂量率、射线能量、照射野大小及散射角度的影响。

假设剂量限值为 P，则次屏蔽的穿射系数为：

$$P=\frac{\alpha \times W \times U \times T}{d^2 \times d'^2} \times \frac{F}{400} \times B \qquad (式 11-8)$$

$$B=\frac{P}{\alpha \times W \times U \times T} \times \frac{400}{F} \times d^2 \times d'^2 \qquad (式 11-9)$$

式中 α 为距源 1m 处，照射野面积为 $400cm^2$，散射线与有用射线的比值(表 11-12)，对于兆伏级能量的射线，散射角度为 90° 时，α 限值通常取 0.1%。当照射野面积不是 $400cm^2$ 时，α 值需乘以 $F/400$，F 为实际照射野面积。d 为放射源到散射体(人或模体)的距离，d' 是散射体到屏蔽墙的距离。另一方面，对于兆伏级 X 射线，90° 散射光子的最大能量大致为 500keV，次屏蔽所需厚度可以根据 500keV 能量的透射系数曲线或十价层决定。

由于散射线从各个方向散射出来，屏蔽墙无时无刻不在屏蔽着散射线，因此在计算时使用因子 U 一般取值为 1。公式 11-10 可以简化为：

$$B=\frac{P}{\alpha \times W \times T} \times \frac{400}{F} \times d^2 \times d'^2 \qquad (式 11-10)$$

表 11-12 不同能量及不同角度在照射野面积为 $400cm^2$ 和距源 1m 处的 α 测量值

散射角度	γ 射线	X 射线	
	^{60}Co	4MV	6MV
15°	—	—	9×10^{-3}
30°	6×10^{-3}	—	7×10^{-3}
45°	3.6×10^{-3}	2.7×10^{-3}	1.8×10^{-3}
60°	2.3×10^{-3}	—	1.1×10^{-3}
90°	0.9×10^{-3}	—	0.6×10^{-3}
135°	0.6×10^{-3}	—	0.4×10^{-3}

例 11-2：已知某放疗科，一台 6MV 的加速器每周工作负荷为 1 000Gy/w，假设平均照射野面积为 $1 600cm^2$，与机架旋转平面平行的墙壁距患者 5m，此墙壁后面是一个患者检查室，居住因子为 1/4，将检查室内剂量限值设为 $0.1mGy \cdot w^{-1}$，需要多厚的混凝土？

$$B=\frac{P}{\alpha \times W \times T} \times \frac{400}{F} \times d^2 \times d'^2=\frac{0.000\ 1}{0.000\ 6 \times 1\ 000 \times \left(\frac{1}{4}\right)} \times \frac{400}{1\ 600} \times 1^2 \times 5^2 \approx 4.2 \times 10^{-3}$$

$$N=\log(1/B) \approx 2.38$$

查表 11-11 可以得出 500keV 的十价层为 11.7，因此墙壁厚度为 $2.38 \times 11.7 \approx 28cm$。

(3)漏射线的屏蔽：在机房防护区域中，次屏蔽墙也要屏蔽漏射线。漏射线主要来源于加速器治疗机头的泄漏，其能量比散射线高得多，与有用射线相似。对于兆伏级的医用加速器，距源 1m 处来自各个方向的漏射线不能超过有用射线的 0.1%。设剂量限值为 P，墙壁透

射系数为 B,即:

$$P=\frac{0.001\times W\times U\times T}{d^2}\times B \qquad\text{(式 11-11)}$$

$$B=\frac{P\times d^2}{0.001\times W\times U\times T} \qquad\text{(式 11-12)}$$

公式中 d 为等中心到屏蔽墙的距离。与散射线一样,漏射线的使用因子也为1,此公式可以简化为:

$$B=\frac{P\times d^2}{0.001\times W\times T} \qquad\text{(式 11-13)}$$

在计算时,由于漏射线射线质与有用射线相似,漏射线的衰减曲线可参考有用射线。另外,次屏蔽墙同时屏蔽散射线和漏射线,其漏射线能量又比散射线高得多,当得到漏射线的屏蔽墙厚度与散射线屏蔽墙厚度的差值大于 1 个 TVL,则使用较厚的屏蔽,当两值的差小于1 个 TVL,则需要在较厚的屏蔽基础上增加一个 HVL。

例 11-3:根据例题 11-1 给的参数,计算多少厚度的屏蔽墙可以对漏射线进行防护。

$$B=\frac{P\times d^2}{0.001\times W\times T}=\frac{0.000\,1\times 5^2}{0.001\times 1\,000\times(1/4)}=10^{-2}$$

$$N=\log(1/B)=2$$

漏射线和原射线的射线质相似,参考 6MV 的十价层,可得出屏蔽墙防护漏射线需要混凝土墙的厚度大约为 69cm。例题 11-2 计算得出了散射线的屏蔽厚度为 28cm,与漏射线需要屏蔽厚度相差 41cm,大于 6MV 能量 1 个 TVL 厚度,此时可选择漏射线的屏蔽厚度进行防护。

2. 迷路的防护设计　为减少主、次屏蔽墙及防护门的厚度,加速器机房设有迷路,利用射线的散射、折射,增加射线到防护门的距离,进一步降低防护门口的辐射剂量。机房迷路可设计为 S 型和 U 型,其墙壁也要有一定厚度,从而对射线进行防护。在迷路设计尺寸上应满足辅助设备及医疗转运床自由出入,不能过于狭窄。如果机房没有迷路,门口的防护门就必须加厚,从而导致防护门过于笨重,可能会带来一些安全隐患。当需要屏蔽中子时,可以在迷路墙壁贴一层含硼水泥或含硼聚乙烯板子,将快中子慢化,然后将慢化的热中子俘获,再用混凝土屏蔽俘获过程中产生的 γ射线。

3. 防护门的设计　防护门主要屏蔽的是散射线和中子。防护门可以选择钢板、铅板等材料作为屏蔽材料,既保证了防护门的机械强度,又可以对散射线进行很好的防护。当设备能量大于 10MV 时,就必须考虑中子的防护,通常采用含硼的聚乙烯作为防护门的内层来屏蔽中子,用钢板或铅板作为防护门的外层屏蔽热中子俘获过程中产生的 γ 射线。防护门与屏蔽墙应有一定距离重叠,避免射线从缝隙中漏射(图 11-8)。同时,防护门应具备门机联锁和防夹功能,当有人通过时,防护门应停止

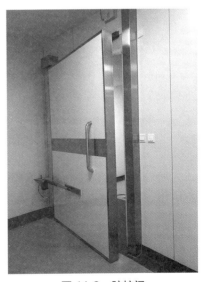

图 11-8　防护门

运动。

（四）机房其他屏蔽措施及注意事项

1. **线缆沟、通风管道及空调管道**　可设计成阶梯式、S 型、U 型，避免射线直射或漏射。

2. **屏蔽墙的浇注**　当用混凝土作为屏蔽材料时，为防止机房墙体内有空腔或气泡，应一次性浇注并振捣。如施工不当，可能造成屏蔽要求不达标。

3. **通风**　当射线照射空气时，会产生少量对人体有伤害的臭氧或氮氧化物。加速器机房又相对密闭，所以机房内的通风至关重要。按照相关要求进风口应设在治疗机房上部，排风口应设在治疗机房下部，进风口与排风口位置应呈对角设置，以确保室内空气充分交换；通风换气次数应不小于 4 次 /h（图 11-9）。

4. **警示装置**　应在机房门口设有电离辐射警告标志及工作状态指示灯，在机房内和控制室内应安装实时剂量报警仪（图 11-10），保障工作人员、患者及公众的安全。

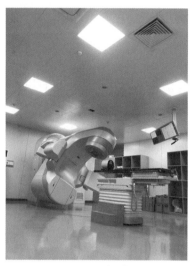

图 11-9　机房内通风口

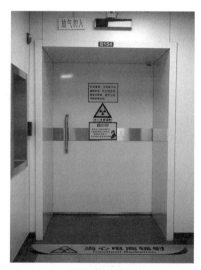

图 11-10　电离辐射警告标志与工作
状态指示灯

第五节　近距离放射治疗防护与安全

随着现代放射治疗技术的发展，放射性核素无论在临床诊断还是临床治疗都得到了广泛应用。对于后装放射治疗，通常使用密封放射源。放射源的防护及保护也越发的重要，放射源规范的防护和保护可以保障相关工作人员、公众及环境的健康与安全。

一、密封源的防护

密封源是指密封在包壳内的放射源，该包壳有足够的刚性强度，防止放射源泄漏，包壳本身不具有放射性。密封源按射线类型可分为 α 源、β 源、γ 源等；按几何形状又可分为点源、线源、圆柱源等。根据使用要求不同，密封源的种类、活度、几何形状也是多种多样。使用密封源前，必须了解它们的活度、半衰期、射线类型及结构特点，并严格遵守相关的规章制度，做好安全防护工作，避免相关人员受到意外照射。

二、后装机房防护设计

以高剂量率铱源后装机房为例。铱-192 作为放射源，半衰期为 74d 左右，产生的 γ 射线平均能量为 380keV。源长度为 5mm，直径 1mm，焊接在导丝一端，缠绕于后装机驱动机构中，待机时，位于后装机储源罐中。后装机通常用于近距离后装治疗，属于内照射治疗技术，但在辐射防护设计中，我们还是主要考虑其外照射带来的职业防护风险及危害。

(一) 机房选址

后装治疗机房的选址可参考外照射加速器机房，无论选址还是设计机房均应遵循防护最优化的原则。

(二) 机房大小

按照《中华人民共和国职业卫生标准》(GBZ 121—2017) 规定治疗室内的有效面积应不小于 20m²。由于后装治疗的特殊性，应在机房附近设置准备室，准备室应做到无菌。其目的是在治疗前便于对患者进行查体、消毒、施源器置入等临床工作。控制室应足够宽敞，便于相关人员工作及控制系统的放置。治疗室、准备室、控制室分开设置，将治疗室划分为控制区，严禁无关人员进入；控制室周围的区域可设置为监督区域，定期进行监督评价。

(三) 机房屏蔽

后装机房防护墙厚度的确定与外照射相同，都由居留因子、使用因子、工作负荷、距离因子决定。其中由于放射源的射线是四处发散的，使用因子为 1。工作负荷主要由放射源的活度与剂量率常数决定。通过计算得出透射系数 B，查询不同能量 γ 射线透射系数对应密度为 2.35g/cm³ 混凝土厚度数据，可得出相应的防护材料厚度；也可根据半价层或十价层计算防护墙的厚度。

治疗室入口应采取 U 型或 S 型的迷路形式，宽度要保证治疗床的进出。迷路的墙壁也应具有一定厚度，进而降低门口的剂量。迷路出入口应安装实时辐射剂量监测报警仪，其显示单元应安装在控制室内，便于工作人员实时了解机房的辐射剂量。

防护门一般采用铅门，并安装门机联锁，开门时，不能出源照射；在照射过程中，防护门打开时，源可自动回到后装机中；还需配备手动开门装置；防护门上方需安有工作状态指示灯。

总之，无论治疗室的屏蔽墙还是防护门的防护厚度，本着防护最优化的原则，使治疗室屏蔽体外 30cm 处的辐射剂量率小于 2.5μSv/h。

后装机房的其他屏蔽措施可以参考外照射的屏蔽措施及注意事项。治疗室内还应配备储源罐、钳子及长柄镊子；控制室内应配备铅衣、铅帽、铅围脖、铅眼镜及便携式监测设备等，以应对突发的紧急情况 (图 11-11)。工作人员应佩戴实时个人剂量报警仪及个人剂量笔。

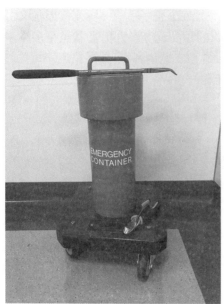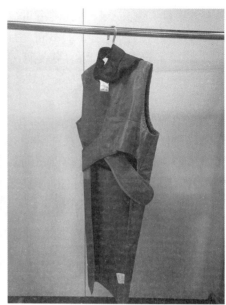

图 11-11　应急处理工具及防护装备

（孙　斌　高玉艳）

［1］ 胡逸民 . 肿瘤放射物理学 . 北京 : 原子能出版社 , 1999.

［2］ 李玉 , 徐慧军 . 现代肿瘤放射物理学 . 北京 : 中国原子能出版社 , 2015.

［3］ 冯宁远 . 实用放射治疗物理学 . 北京 : 北京医科大学中国协和医科大学联合出版社 , 1998.

［4］ 王鹏程 . 放射治疗剂量学 . 北京 : 人民军医出版社 , 2007.

［5］ 张红志 . 肿瘤放射治疗物理学进展 . 北京 : 北京医科大学出版社 , 2002.

［6］ PAWLICKI T, SCANDERBEG D J, STARKSCHALL G. George Staekschall. Hendee'S Radiation Therapy Physics. 4 版 . 何侠 , 译 . 天津 : 天津科技翻译出版公司 , 2018.

［7］ KHAN F M. The Physics of Radiation Therapy. Philadelphia: Lippincott Williams and Wilkins, 2019.

［8］ 林承光 , 翟福山 . 放射治疗技术学 . 北京 : 人民卫生出版社 , 2016.

［9］ 王瑞芝 . 肿瘤放射治疗学 . 北京 : 人民卫生出版社 , 2005.

［10］ 凌球 . 核辐射探测 . 北京 : 原子能出版社 , 1992.

［11］ 杜杰 , 陈英 , 闫学昆 . 质子的生物效应研究现状 . 中国辐射卫生 , 2009, 18 (2): 252-254.

［12］ 郝焕锋 , 赵红卫 , 姚庆高 , 等 . 医用重离子回旋加速器引出系统设计 . 强激光与粒子束 , 2013, 25 (11): 2991-2994.

［13］ KARGER C P, PESCHKE P. RBE and related modeling in carbon-ion therapy. Phys Med Biol, 2017, 63 (1): 01TR02.

［14］ 王小虎 , 张红 , 高力英 , 等 . 重离子 ($^{12}C^{6+}$) 束治疗肿瘤初步临床报告 . 中华放射肿瘤学杂志 , 2007, 16 (6): 478-480.

［15］ 贾蓉 , 苏锋涛 , 胡步荣 . 重离子的辐射生物效应及其在生命科学中的应用 . 生物技术通报 , 2018, 34 (1): 67-78.